KNAUR
MENSSANA

Inka Jochum

Das FußHeilbuch

Einfache Übungen, um Beschwerden zu lindern und lange gut zu Fuß zu sein

KNAUR
MENSSANA

Besuchen Sie uns im Internet:
www.mens-sana.de

FSC
www.fsc.org
MIX
Papier aus verantwortungsvollen Quellen
FSC® C018236

Ein Imprint der Verlagsgruppe Droemer Knaur GmbH & Co. KG, München

Redaktion: Anke Schenker
Covergestaltung: ZERO Werbeagentur GmbH, München
Coverabbildung: FinePic® / shutterstock.com
Rahmen und Hintergrund: FinePic®, München / shutterstock
Innenteil: shutterstock.com
Alle Übungsbilder von Frieder Müller-Seewald
Satzgestaltung: atelier-sanna.com, München
Druck und Bindung: Drukarnia Dimograf Sp. z o.o., Bielsko-Biała
ISBN 978-3-426-65840-6

8 7 6 5 4

Inhalt

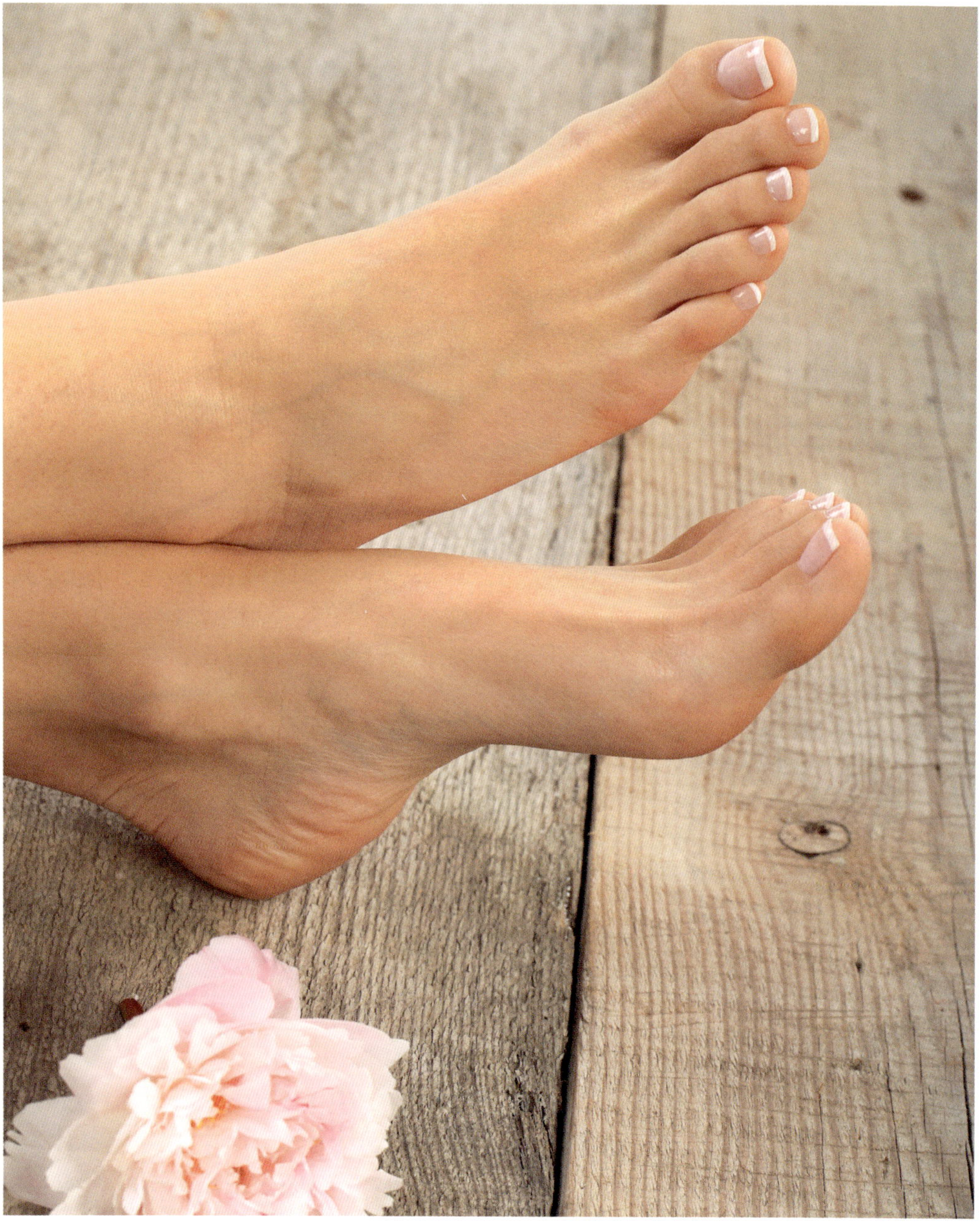

Alles beginnt mit unseren Füßen

Füße sind ein Wunderwerk der Natur. Sie tragen uns unser ganzes Leben lang. Und dennoch werden sie so vernachlässigt.

In meinen Kursen und Seminaren erlebe ich immer wieder, dass die wenigsten Menschen ein Gefühl für ihre Füße haben. Bei den über Fünfzigjährigen beobachte ich, dass die Füße bei den meisten versteift sind: Beim Barfußgehen platschen die Füße wie Plattformen auf den Boden. Die Menschen haben die Vielfältigkeit, wie man auftreten kann und sollte, schlichtweg nicht mehr in ihrem Repertoire.

Immer wieder muss ich lachen, wenn Klienten zu mir zur Atembehandlung kommen und ihre Socken nicht ausziehen wollen. Manchmal ist es natürlich einfach der dicke Bauch, der sie hindert, nach unten zu greifen, oft haben sie jedoch einfach vergessen, dass da unten noch zwei Kleidungsstücke sind.

Mit diesem Buch möchte ich alle aufrütteln, zumindest drei Monate lang ihre Füße in das Zentrum ihrer Aufmerksamkeit zu rücken – mit täglichem Duschen, Massieren, Barfußgehen und einer oder mehrerer Fußübungen, um allmählich zum sinnlichen Erleben zurückzufinden.

In vielen alltäglichen Sprüchen, wie z. B. »Von Kopf bis Fuß«, »So weit die Füße tragen«, in »Fußnoten« und beim »Fußball«, werden die Füße zwar als wichtig angesehen, doch meist nur »vom Kopf« her: Das Fühlen, Spüren und Wahrnehmen ist weit in den Hintergrund getreten. Auch Lieder wie »Zeigt her eure Füße« oder »Ich bin von Kopf bis Fuß auf Liebe eingestellt« haben an dem schlechten Verhältnis zu unseren Füßen nichts geändert.

Warum nur behandeln wir sie so schlecht? Warum stecken wir sie in viel zu enge, zu kleine oder zu hohe Schuhe? Warum achten wir beim Schuhkauf nicht auf natürlich atmendes Material? Pfarrer Kneipp meinte dazu: »Wie viele Menschen verkümmern ihre Zehen aus Eitelkeit, indem sie zu enge Schuhe tragen? Früher oder später werden sie für diese Eitelkeiten viel zu büßen bekommen.«

Im asiatischen Kulturkreis erfahren die Füße eine besondere Wertschätzung: Überall in Klöstern und Felsen findet man Fußabdrücke von großen Meistern, die mit Blumen geschmückt und mit weißen Schals verehrt werden. Den Lotosfüßen eines spirituellen Meisters wird besondere Verehrung zuteil, weil sie ihn ohne Anhaftung über die Erde tragen.
Auch im Christentum haben Waschun-

gen der Füße rituelle Bedeutung. Im Orient sind sie ein Zeichen der Gastfreundschaft. Sogar Papst Franziskus wäscht am Gründonnerstag muslimischen, buddhistischen und christlichen Häftlingen die Füße.

Durch die Mehrbeanspruchung des Verstandes und damit des Kopfes in unserer Gesellschaft sind wir viel zu wenig in Kontakt mit unseren Füßen. Sie verbringen die meiste Zeit des Tages unbeachtet unter dem Tisch und werden weder gesehen noch gespürt. Das kann nicht ohne Folgen bleiben. Fehlstellungen unserer Füße sind oft verantwortlich für Schmerzen in den Knien, den Hüften, im Rücken und im Nacken- und Schulterbereich. Manchmal ist diese Ursachenkette jedoch auch umgekehrt, d. h., sie geht von der Halswirbelsäule oder der Lendenwirbelsäule aus zu den Füßen. Auch ein Hohlkreuz und ein Rundrücken haben Einfluss auf unser Gehen und unsere Füße.

Gerade bei der näheren Beschäftigung mit den Füßen wird einem bewusst, wie alles miteinander und ineinander verbunden ist und zusammenhängt. Wenn ich mit Gruppen arbeite, fasziniert mich, das ganz Individuelle zu beobachten, die Einzigartigkeit der Präsenz jedes Einzelnen in der Bewegung. Wie jemand geht, sich aufrichtet und sich bewegt, sagt viel darüber aus, wie er im Leben steht. Jeder Gang ist anders, jeder Schritt ist anders, alles ist Teil des individuellen, persönlichen Ausdrucks.

Darum lernen wir in diesem Buch nicht nur, wie wir unsere Füße wieder fühlen, spüren und wahrnehmen, sondern auch, wie wir durch unsere Auf- und Ausrichtung im Gehen, Stehen, Sitzen und Liegen unsere Füße beeinflussen können. Diese Komplexität bedingt, dass wir nicht nur unsere Füße massieren und barfuß laufen, um wieder eine intensive und gesunde Beziehung zu ihnen zu entwickeln, sondern uns unserer Aufrichtung zwischen Himmel und Erde insgesamt immer mehr bewusst werden.

Mit diesem Buch will ich versuchen, alledem so gut wie möglich Rechnung zu tragen. Ich erkläre zunächst die wichtigsten medizinischen Grundlagen, sozusagen das Fuß-Basiswissen, dann nehmen wir uns Zeit für unsere Füße und entwickeln ein tägliches Ritual zur besseren Wahrnehmung. Durch verschiedene Massagetechniken wird unser Körpergefühl für die vernachlässigten Füße geweckt.

In der darauffolgenden Fußpraxis geht es um das Kräftigen und Dehnen der Sehnen und Muskeln von Füßen und Zehen. Die Zehen sind ganz entscheidend für jede Form von Entspannung.

Ein Hauptaugenmerk gilt auch unserer Körperhaltung, unserer Aufrichtung und dem Gleichgewicht. Dabei ist der Atem von äußerst zentraler Bedeutung.

Außerdem gebe ich Ihnen ein paar Übungsangebote für konkrete Fußbeschwerden, mit deren Hilfe Sie durch bewusstes Dehnen und Bewegen die Muskulatur kräftigen und die entstandenen Schmerzen lindern und beseitigen können.

Eine Besonderheit all meiner Bücher ist, dass ich ein Heilmantra empfehle. Es entspannt Körper, Geist und Seele und hilft, durch Tiefenentspannung den inneren Heiler zu mobilisieren. So bekommen Sie ein ganzheitliches Übungsprogramm, das Ihnen nicht nur konkrete Hilfestellungen bietet, sondern durch neue Erfahrungen und neues Erleben ein freudiges Vitalitätskonzept vermittelt.

Heiterkeit und Erfolg beim
Üben wünscht Ihnen

Ihre Inka Jochum

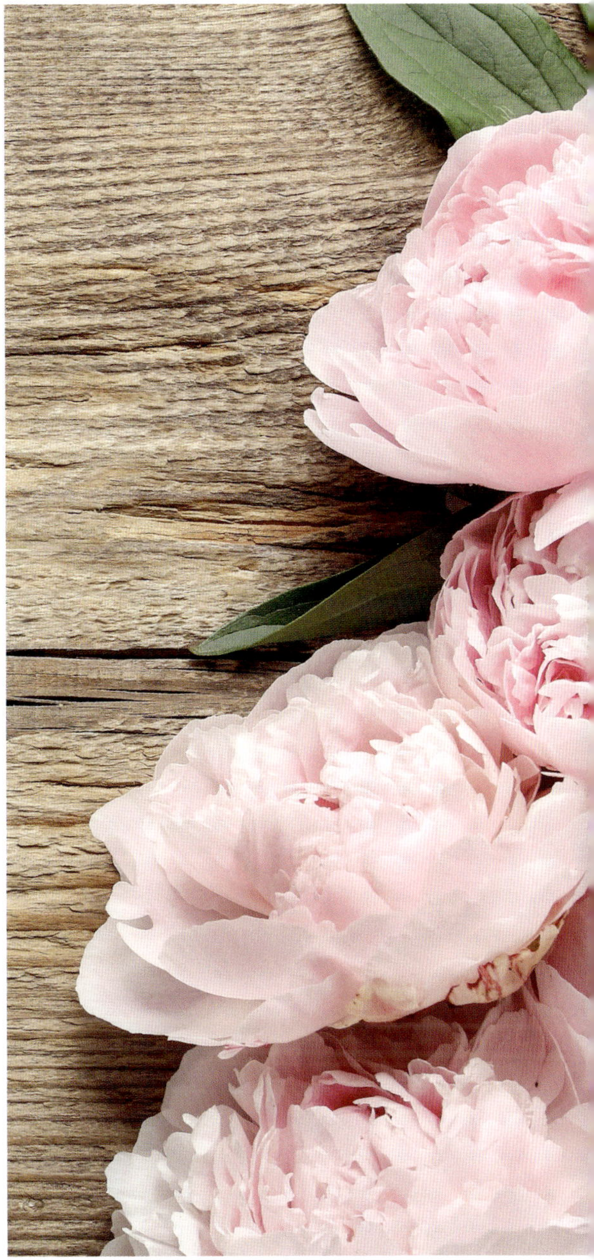

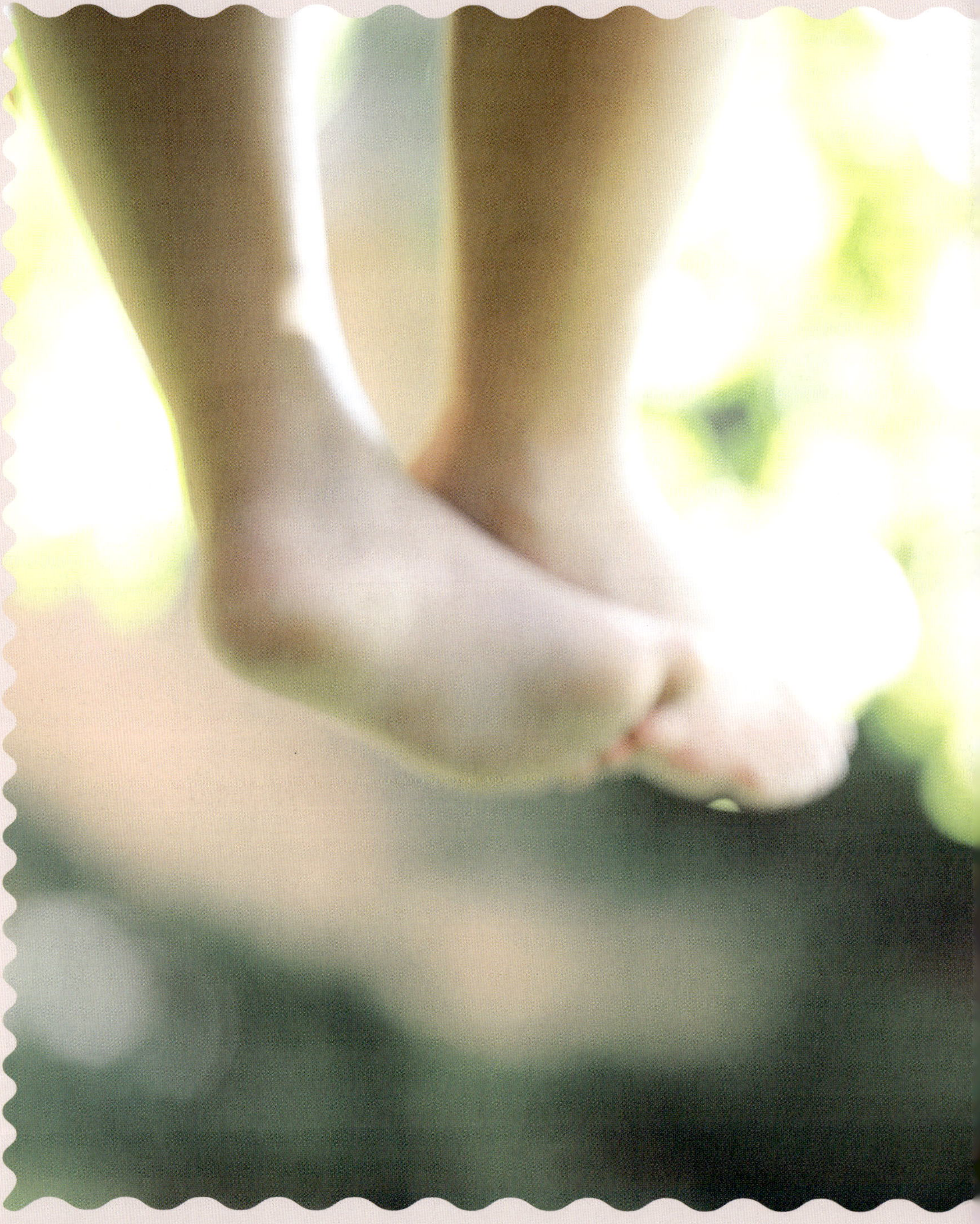

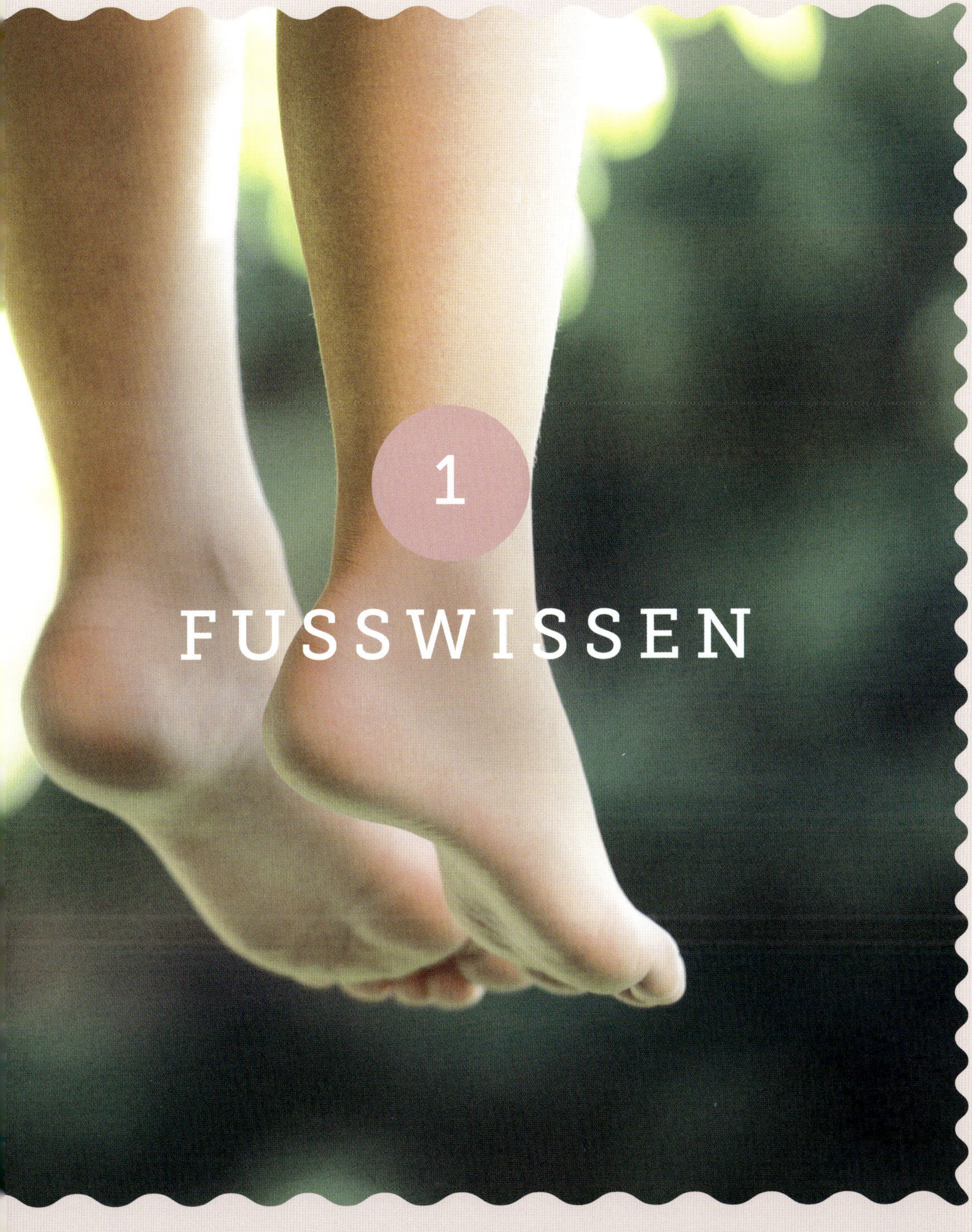

1 FUSSWISSEN

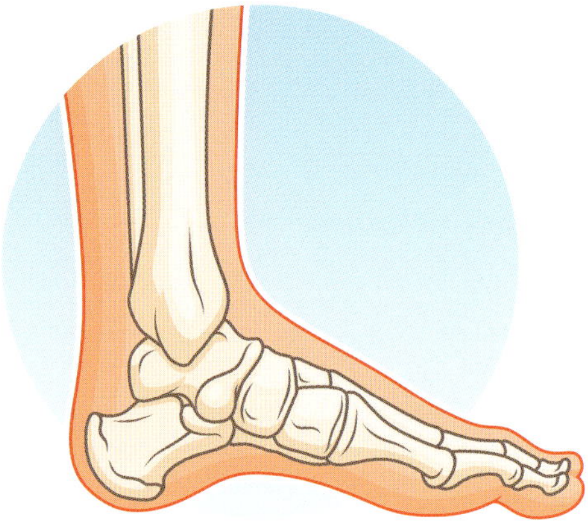

Fußknochen

In Süddeutschland wird nicht selten das ganze Bein als Fuß bezeichnet, was in meinen Unterrichtsstunden oft zu witzigen Verwechslungen führt. Doch der Fuß ist tatsächlich nur der unterste Abschnitt des Beins. Und jeder Fuß ist einzigartig.

Um ein gutes Verhältnis zu unseren Füßen aufzubauen, finde ich es u. a. wichtig, sich der komplexen Struktur der Füße bewusst zu werden und ein realistisches Bild vor Augen zu haben. Deshalb beschreibe ich im Folgenden kurz und knapp die Knochen, Gelenke, Sehnen und Muskeln.

Das Fußskelett wird unterteilt in Fußwurzelknochen, Mittelfußknochen und Zehenknochen. Dazu gehören noch Sprunggelenk und Knöchel.

Am Fuß unterscheidet man Ballen, Sohle, Ferse, Spann (Fußrücken) und Rist (Außenkante).

In den Füßen sind jeweils 26 Fußknochen (plus zwei Sesambeine an den Großzehen). Damit haben wir insgesamt ein Viertel der 206 bis 215 Knochen des gesamten menschlichen Körpers im Fuß. Ist das nicht faszinierend?

An der Fußsohle und an den Zehen können wir in besonders hoher Dichte die Rezeptoren der Hautsinne (des Tastsinns) erspüren. Das erklärt auch, warum einen das kleinste Steinchen im Schuh total aus dem Gleichgewicht bringen kann.

WELCHE FUSSFORM HABEN SIE?

Anhand des Längenunterschieds von Großzehe und zweiter Zehe unterscheiden wir zwischen drei Fußformen:

Römischer Fuß, auch quadratischer Fuß genannt: Die zweite Zehe und die Großzehe sind gleich lang. Das galt bei den Römern als besonders schön und harmonisch.

Griechischer Fuß: Die zweite Zehe ist länger als die Großzehe. Bei den Griechen schreibt man den Göttinnen diese Fußform zu, deshalb galt sie als besonderes Schönheitsideal.

Ägyptischer Fuß: Die zweite Zehe ist kürzer als die Großzehe, die Zehen werden also harmonisch kleiner, was offenbar bei den Ägyptern als schön empfunden wurde.

Schauen Sie Ihre Fußform einmal genau an.

Entsprechen Ihre Füße dem römischen, dem griechischen oder dem ägyptischen Schönheitsideal?

Fußgelenk

Das Fußgelenk ist eine wundersame Einheit von Teilgelenken. Es ermöglicht die Beweglichkeit zwischen Unterschenkel und Fußknochen sowie den Fußknochen untereinander. Dies ist die Voraussetzung für unsere Aufrichtung, den aufrechten Gang.

Das größte und wichtigste Fußgelenk ist das Sprunggelenk, das mit allen Fußknochen mehr oder minder gelenkig verbunden ist, und zählt zu den am stärksten belasteten Gelenken unseres Körpers. Immerhin trägt es beim Laufen das Vier- bis Fünffache unseres Körpergewichts und ist deshalb auch besonders anfällig für Beschwerden und Schmerzen. Ich glaube, jeder von uns ist schon einmal umgeknickt und kennt die Schmerzen im Sprunggelenk. Gerade beim Sport – beim Laufen, Volleyball, Handball und Fußball – ist das Sprunggelenk besonders gefährdet. Deshalb ist es wichtig, es zu kräftigen und besonders achtsam damit umzugehen.

Unterhalb des Sprunggelenks gibt es weitere Fußgelenke, die jedoch keine große Beweglichkeit zulassen. Der Vollständigkeit halber benenne ich hier noch vier weitere Gelenklinien:

- Fußwurzel-Mittelfußgelenke
- Zehengrundgelenke
- Zehenmittelgelenke
- Zehenendgelenke

Interessanterweise fehlt an der Großzehe, wie beim Daumen, das Mittelgelenk.

Wasser trinken

Sree Chakravarti, eine von mir sehr verehrte Heilerin, Yogalehrerin und Schamanin aus Indien, empfahl für alle Arten von Gelenksversteifungen:

1. Wasser trinken.
2. Alle Gelenke vor der eigentlichen Bewegung dreimal dehnen.

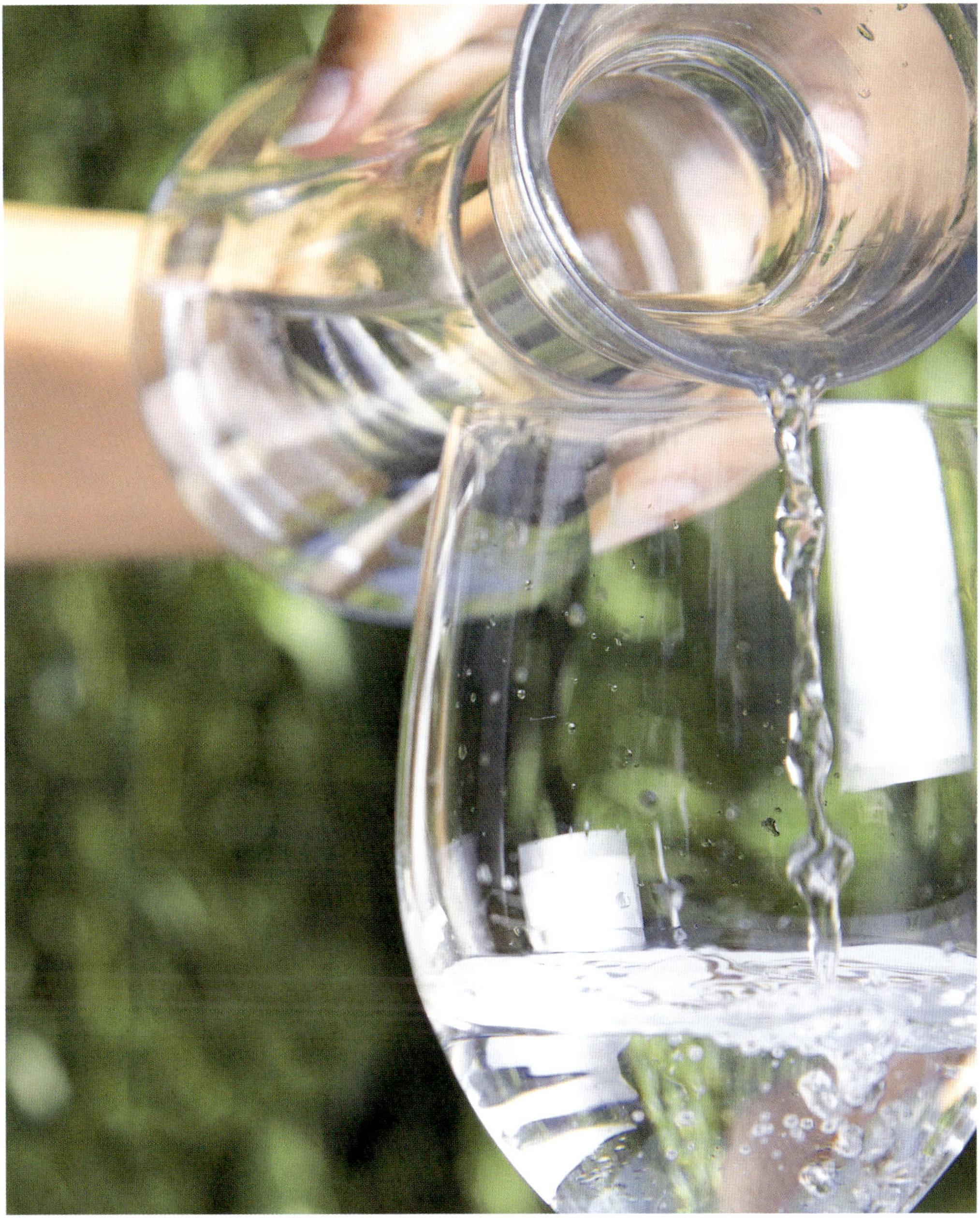

MORGENS WASSER TRINKEN

- Trinken Sie täglich morgens vor dem Frühstück drei Gläser warmes Wasser.
- Beginnen Sie langsam mit einem Glas und steigern Sie dies in ca. drei Wochen auf drei Gläser.
- Sie werden spüren, wie gut das Ihren Gelenken tut.
- Sie können eines der drei Gläser mit Sole anreichern, um noch einen größeren Erfolg zu erzielen.

Ideal wäre, das Wasser elf bis dreizehn Minuten zu kochen, wie es im Ayurveda praktiziert wird. Das führt jedoch dazu, dass viele erst gar nicht beginnen. Deshalb können Sie auch warmes Wasser aus der Leitung trinken, das ist auf alle Fälle besser, als gar nicht zu trinken. Wir können uns in Europa sehr glücklich schätzen, dass immer noch so gutes Wasser aus unseren Leitungen fließt.

In meinen Yogakursen konnte ich beobachten, dass die regelmäßigen Wassertrinker plötzlich gelenkiger wurden (ohne mehr zu üben). Dass dabei auch die Verdauung angeregt wird, sei nur nebenbei bemerkt.

Viele Leute fragen mich bei diesem Tipp, ob sie nicht anstelle von Wasser auch grünen Tee trinken könnten. Das erinnert mich an die heitere Sree Chakravarti, die dann immer sagte: »Ihr wascht doch eure Wäsche auch nicht mit Tee.« Dies führte bei den Zuhörern immer zu großem Gelächter.

Fußmuskeln

Kräftige Muskeln des Fußes schützen Knochen und Gelenke. Deshalb ist es wichtig, sie täglich gut zu dehnen und zu trainieren, damit wir bis ins hohe Alter freudig auf den Beinen bleiben können. Schon bei drei Wochen Bettruhe bilden sich die Muskeln zurück, und der dadurch entstandene Muskelschwund muss mühsam wiederaufgebaut werden.

Im menschlichen Körper befinden sich über 200 Muskeln, und selbst bei den einfachsten Bewegungen sind mehrere Muskelgruppen beteiligt. Beim Muskel unterscheiden wir zwischen Ansatz, Ursprung, Muskelbauch und Anheftungspunkten – den Sehnen. Es gibt quergestreifte und glatte Muskulatur, die Skelettmuskulatur ist z. B. quergestreift, die Muskulatur der Organe wie Magen, Darm, Gebärmutter und Prostata ist glatt. Ihre Zellen sind spindelförmig und deutlich schmaler als die Zellen der quergestreiften Muskulatur.

Faszien, die heute in aller Munde sind, sind eigentlich nichts anderes als die Bindegewebshülle unserer Muskeln. Hätten wir kein Bindegewebe, würden unsere Muskeln wie ein lebloser Haufen zusammenfallen. Die Sehnenscheiden enthalten eine Schmierflüssigkeit, die eine reibungsarme Kraftübertragung von den Muskeln auf die Sehnenansätze ermöglicht. Und Schleimbeutel sind sozusagen die Pufferzone an unseren Knochen für unsere Bewegung.

Der Spannungszustand unserer Muskeln beeinflusst unser gesamtes Wesen. Wenn eine Überspannung der Muskulatur vorliegt, sprechen wir oft von Verspannung, was zu Unwohlsein führt, zu hochgezogenen Schultern bis hin zu Depressionen. Oder die Muskeln haben zu wenig Spannung, was einen Couch-Potato-Zustand hervorruft. Anstreben sollten wir die sogenannte Eutonie, einen ausgeglichenen Spannungszustand in der Muskulatur, bei der sich der Mensch in guter Schwingung und Vitalität befindet.

Im Fuß befinden sich die Muskulatur des Fußrückens, der Fußsohle, des Großzehen- und Kleinzehenballens. Zudem hat der Fuß ein Längs- und ein Quergewölbe. Dadurch wird das Körpergewicht hauptsächlich über die drei Punkte Großzehengrundgelenk (Großzehenballen), Kleinzehengrundgelenk (Kleinzehenballen) und Ferse getragen. Das Fußgewölbe wird durch Bänder und Muskulatur zusammengehalten.

Der Fuß wird nicht nur über die Fuß-, sondern auch über die Unterschenkelmuskulatur bewegt. Es gibt die kurzen Fußmuskeln, die direkt am Fuß selbst sind, und die lange Muskulatur, die außerhalb des Fußskeletts ihren Ursprung hat, z. B. eben die Unterschenkelmuskeln.

Diese knappen Informationen über die Muskeln mögen auch Ihnen ein Ansporn für Ihr tägliches Training sein. Denn starke Muskeln sind die Voraussetzung für Ihre Aufrichtung und das richtige Belasten der Füße. Wer rastet, der rostet.

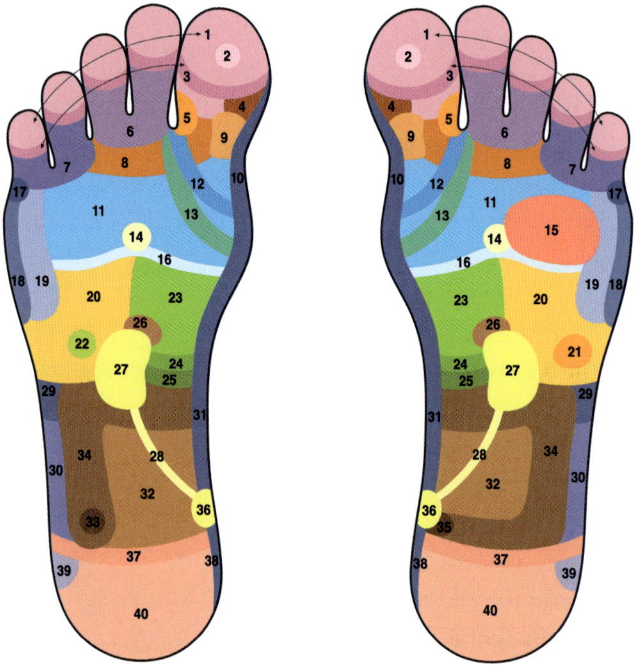

1 Kopf, Gehirn
2 Hypophyse
3 Zähne, Nebenhöhlen
4 Nase
5 Kehle
6 Auge
7 Ohr
8 Trapezmuskel
9 Nacken
10 Halswirbelsäule
11 Lunge, Brust
12 Schilddrüse, Bronchien
13 Speiseröhre
14 Solarplexus
15 Herz
16 Zwerchfell
17 Achsel
18 Arm
19 Schulter
20 Leber
21 Milz
22 Gallenblase
23 Magen
24 Bauchspeicheldrüse
25 Zwölffingerdarm
26 Nebennieren
27 Nieren
28 Harnleiter
29 Ellbogen
30 Hüftgelenk
31 Lendenwirbel
32 Dünndarm
33 Blinddarm
34 Dickdarm
35 Rektum
36 Blase
37 Ischiasnerv
38 Knie
39 Kreuzbein
40 Unterer Rücken, Gesäß

Reflexzonen

Über die Füße, Hände und Ohren können wir alle Organe unseres Körpers anregen oder beruhigen. Die Verbindung wird über Energiebahnen hergestellt. Dieses Wissen kommt hauptsächlich aus China, Indien und Tibet und wird dort schon seit über dreitausend Jahren mit Erfolg angewendet. Zum Beispiel werden Fußbäder mit anschließender Reflexzonenmassage an jeder Straßenecke angeboten, auch in Indien, Thailand und anderen Ländern Asiens.

Die Lehre von den Energiebahnen (Nadis, Meridiane) wird im Ayurveda, in der Traditionellen Chinesischen Medizin und in der Tibetischen Medizin vermittelt, findet aber auch im Qigong und in der Akupunktur Anwendung. Der Hauptenergiekanal fließt vom Dammpunkt zum Scheitelpunkt und wird Zentralkanal genannt. Neben diesem besitzen wir noch sechs Meridianpaare, die von den Fingern bzw. Zehen zu den Organen führen. Wenn Sie die Reflexzonen Ihrer Füße betrachten, werden Sie feststellen, dass sich im oberen Bereich der Zehen die Kopfpunkte befinden und in der Ferse die Beckenregion (wie bei einem sitzenden Menschen). Die Wirbelsäule finden Sie auf den Innenseiten Ihrer Füße, von den Zehen bis zur Ferse. Es verhält sich also in den Füßen wie im ganzen Körper: von Kopf zu Fuß.

Doch damit nicht genug. Noch ein weiterer äußerst wichtiger Punkt befindet sich unter der Mitte des Fußballens: das Fußchakra (Ayurveda), die Sprudelnde Quelle (TCM), Niere 1 (Akupunktur). Dieser Punkt sollte täglich pressiert werden, um ihn zu öffnen. So kann verbrauchte Energie abgeleitet und frische Energie über die Füße leichter aufgenommen werden.

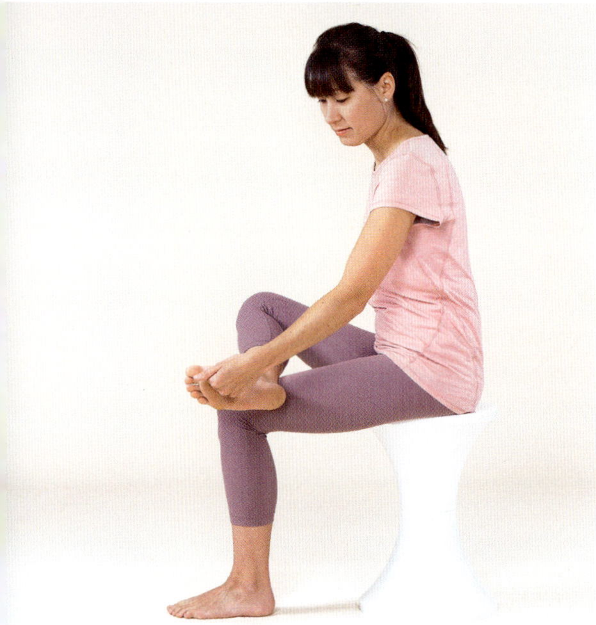

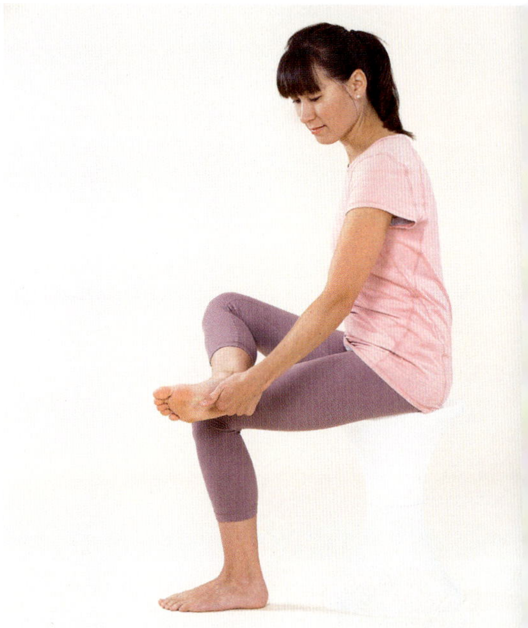

DIE SPRUDELNDE QUELLE AKTIVIEREN

- Setzen Sie sich auf einen Stuhl und legen Sie Ihren Fuß auf dem Oberschenkel des anderen Beins ab.
- Reiben Sie nun mit den Knöcheln Ihrer Mittel- und Zeigefinger auf der Unterseite Ihres Fußes über diese Zone in der Vertiefung unterhalb der Mitte Ihres Ballens hin und her.
- Dann wechseln Sie die Seite und wiederholen das Ganze mit dem anderen Fuß.
- Stellen Sie sich dann wieder hin und spüren Sie nach.
- Vielleicht fühlen Sie nicht gleich beim ersten Mal eine Veränderung, doch mit der Zeit wird der Unterschied wahrnehmbar.

Probieren Sie es doch gleich einmal aus.

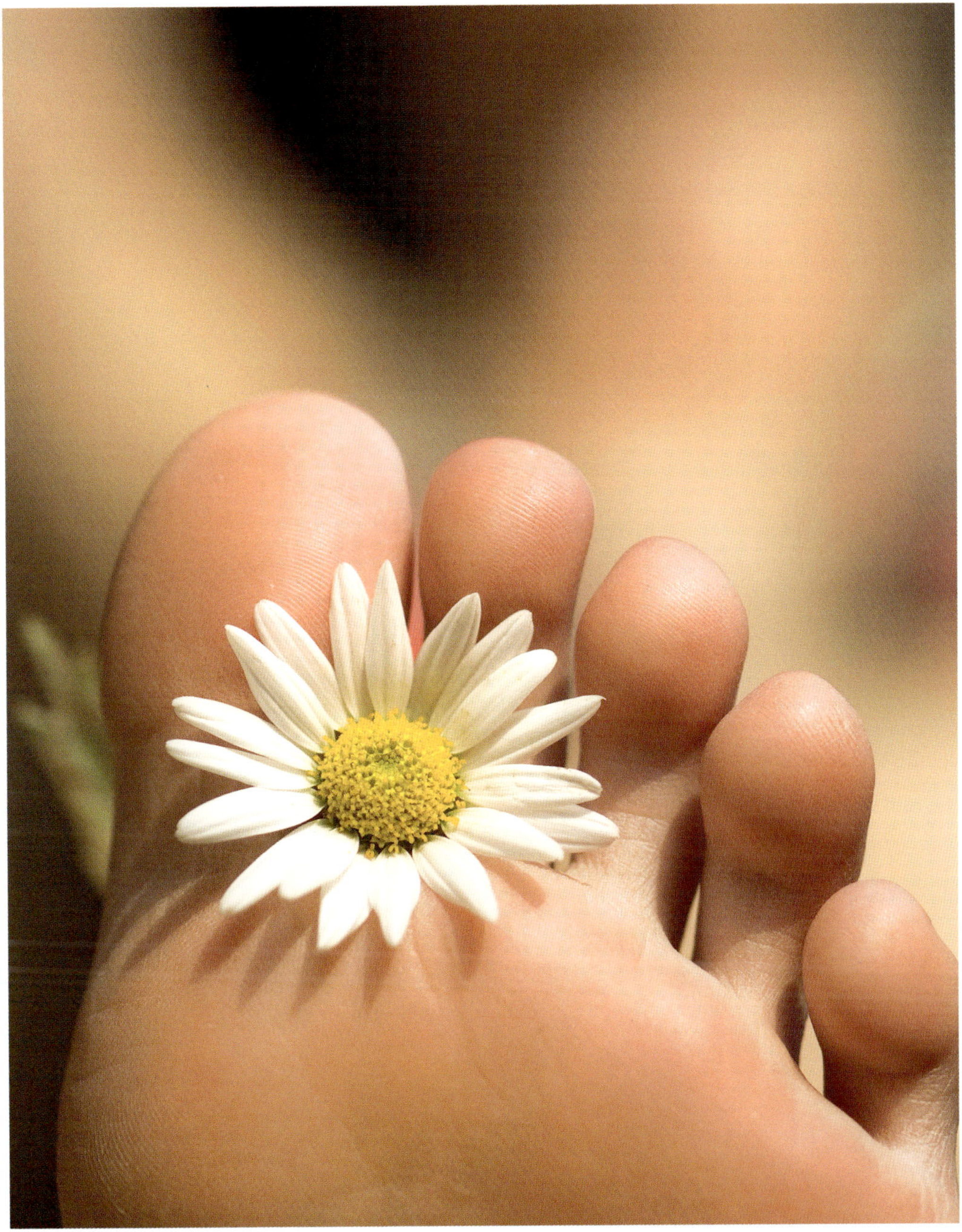

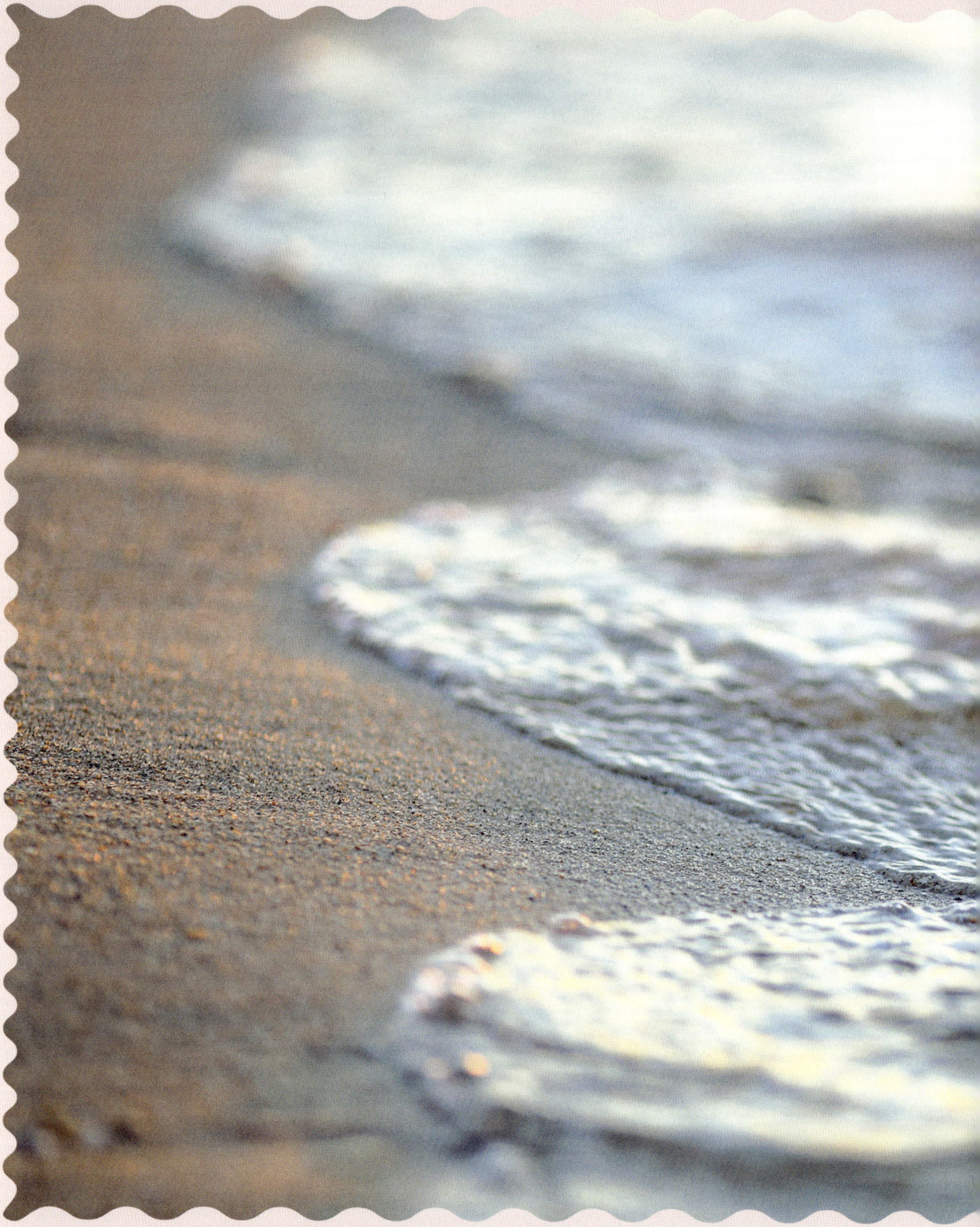

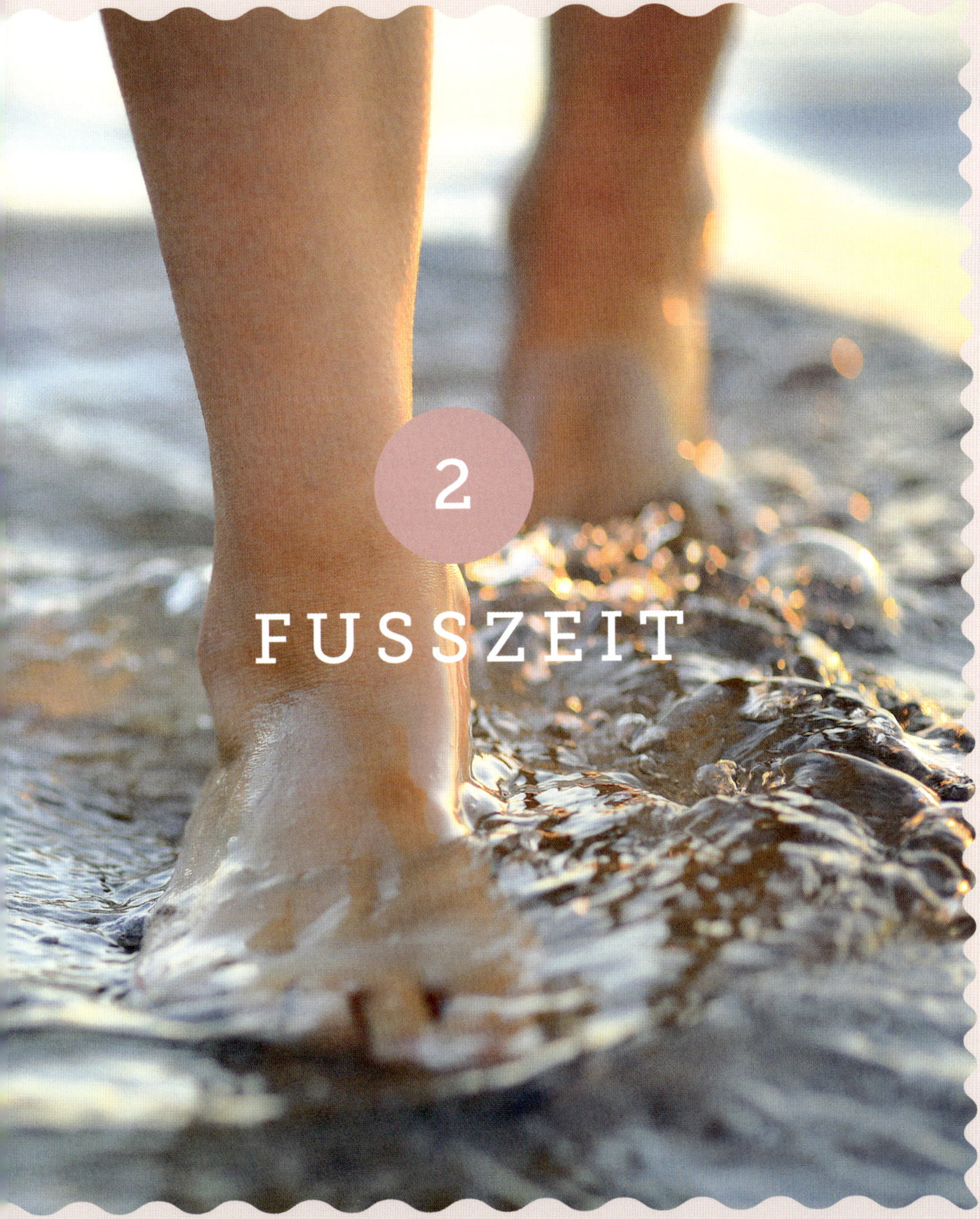

2 FUSSZEIT

Achtsamkeit

Achtsamkeit ist die Fähigkeit, mitzubekommen, was im Augenblick geschieht. Sie ist für mich die wichtigste Voraussetzung für erfolgreiches Üben. Nur wenn ich mir wirklich Zeit für eine Übung nehme, kann ich auch die kleinsten Veränderungen im Üben wahrnehmen. Ohne Hinwendung auf das, was wir tun, ist jedes Bewegen seelenlos und ohne großen Sinn und Zweck. Ohne Fühlen, Spüren und Wahrnehmen werden in unseren Bewegungen keine dauerhaften Fortschritte möglich.

Jeder besitzt ein gewisses Körpergefühl, doch das Gefühl allein reicht nicht aus, um ein wirkliches Körperbewusstsein zu erfahren. Dieses erfordert Hinwendung in der täglichen Praxis. Über Fühlen, Spüren und Wahrnehmen entwickeln wir das Körperbewusstsein. In diesem Buch ist es mein zentrales Anliegen, dies mit unseren Füßen zu erreichen.

Fühlen Spüren Wahrnehmen

Neben der Achtsamkeit ist heitere Gelassenheit ein wichtiger Bestandteil für Ihre Wahrnehmung. Durch Heiterkeit lösen sich Blockaden, und Ihre Energien bleiben im Fluss.

ACHTSAMKEITS-BASICS

Nehmen Sie sich Zeit für Ihre Füße.

Richten Sie Ihre Gedanken öfter am Tag in Ihre Füße.

Entspannen Sie dabei alle Zehen.

Am besten wäre es natürlich, wenn Sie bei jedem Schritt mit Ihrer Konzentration in Ihren Füßen bleiben könnten.

Entwickeln Sie das Gefühl »lächelnder Füße«.

Versuchen Sie, vorsichtig und sanft aufzutreten.

Richten Sie Ihre Aufmerksamkeit auf die Beschaffenheit des Bodens (Waldboden, Kieselsteine, Sand, Beton).

Halten Sie dabei den Kopf aufrecht und schauen Sie nach vorn.

Eine Konzentration des Spürens der Füße bedeutet auf keinen Fall, die Augen zu den Füßen zu lenken!

Anfangs wird Ihnen das wahrscheinlich schwierig vorkommen, doch es ist noch kein Meister vom Himmel gefallen.

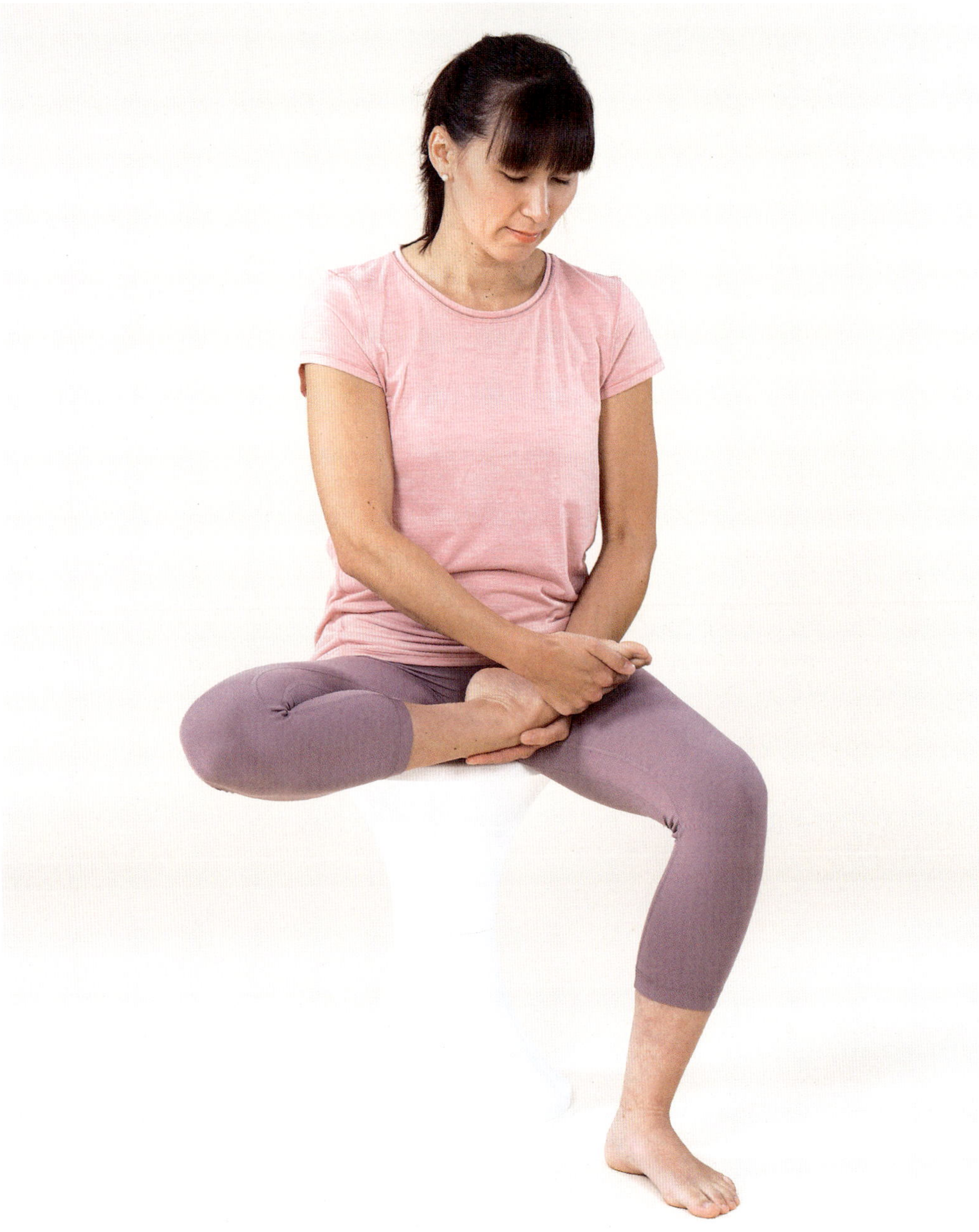

Betrachtung der Fußsohle

Mit dieser Übung versuchen wir nun, die Achtsamkeit in die Praxis zu bringen. Wie wir schon festgestellt haben, kommt unser schlechtes Verhältnis zu unseren Füßen auch daher, weil wir sie nicht sehen – und unsere Fußsohlen schon gleich gar nicht. Das wollen wir jetzt ändern.

- Setzen Sie sich auf einen Stuhl oder auch auf den Boden.
- Nehmen Sie einen Unterschenkel und den Fuß in beide Hände und drehen Sie Ihre Fußsohle in Richtung Himmel, so weit es geht.
- Stellen Sie sich vor, Ihr Gesicht spiegle sich in Ihrer Fußsohle.
- Betrachten Sie Ihre Fußsohle.
  Wo haben Sie verstärkte Hornhaut, wo haben Sie Druckstellen? Daran erkennen Sie, ob Sie beim Gehen und Laufen Ihre Füße eventuell falsch belasten. Manche Menschen entwickeln sehr starke Hornhaut, fast Hufe wie bei einem Pony.
- Streichen Sie nun mit einer Hand über Fußrücken und Fußsohle und spüren und erfahren Sie den Unterschied in der Beschaffenheit der Haut.
- Nehmen Sie sich Zeit.
- Bleiben Sie heiter und gelassen, am besten lächeln Sie dabei.
- Machen Sie die Übung dann mit Ihrem anderen Fuß.

Barfuß gehen

Barfuß gehen ist die beste Medizin. Dazu gibt es eine einfache Bauernregel, die mein Vater mir mitgab: In unseren Breiten nur in den Monaten ohne r barfuß über die Wiesen gehen, besonders nach dem Winter, denn dann dampfen meist noch Gifte aus dem Boden. In jüngerer Zeit gibt es auch Untersuchungen, die zeigen, dass wir durch Barfußlaufen unser Immunsystem stärken und über unsere Fußsohlen Antioxidantien aufnehmen können.

Wenn man Babys japanisches Heilpflanzenöl auf die Fußsohlen reibt, schmeckt ihr Schnuller nach einer halben Stunde nach Pfefferminze. Dies macht die Verbindung zwischen Füßen und Körper besonders deutlich. Unsere Füße nehmen Energien auf und leiten diese über die Energiebahnen durch den ganzen Körper.

Um unsere Füße neu zu erleben, ist es wunderbar, barfuß zu gehen. Ein Bild für segensreiches Leben und heilsames Wandeln über die Erde ist das oft in Märchen erwähnte Erblühen der Blumen in jedem Fußabdruck.

Unser Fußchakra und Energiezentrum öffnet sich an unseren Fußsohlen nach unten zur Erde. Dies wollen wir nun bewusst erfahren und wahrnehmen.

Sanft und liebevoll die Erde berühren.

Gewöhnen Sie sich an, beim Gehen immer wieder mit Ihrer Konzentration des Atems vom Unterbauch in die Fußsohlen zu spüren. Diese Wahrnehmungsarbeit führt mit der Zeit selbst bei spitzen Steinen zu schmerzfreiem Gehen.

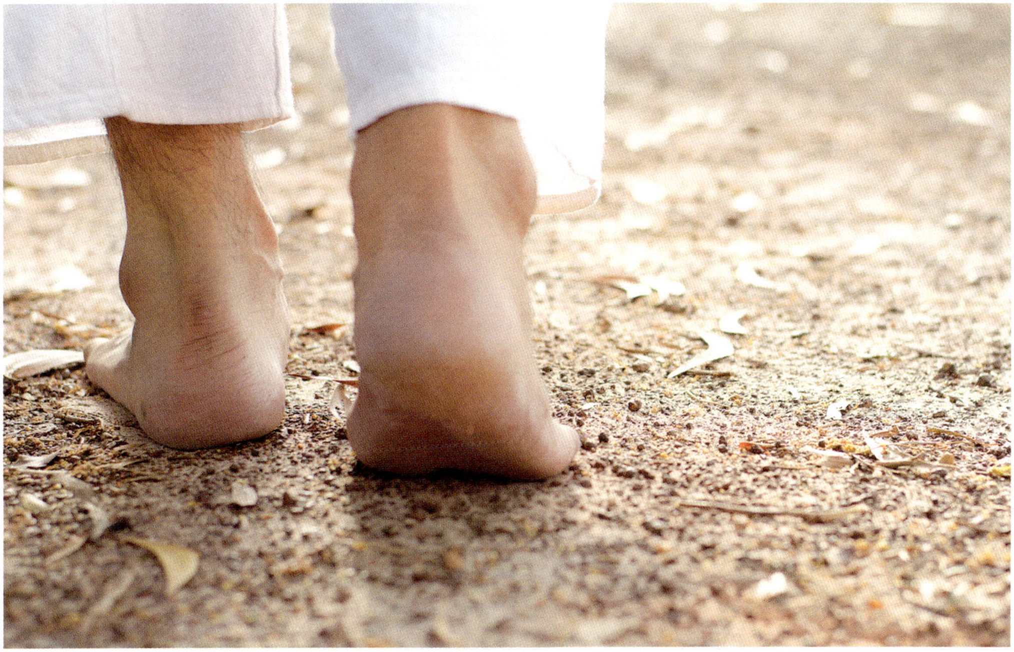

DER BARFUSS-PARCOURS

- Machen Sie sich die Freude und gehen Sie ganz bewusst über verschiedene Böden und Unterlagen: Parkett, PVC, Fliesen, Gras, Beton, Steine, Kiesel, Waldboden, Sand, Wiese, Fell.
- Spüren Sie die Unterschiedlichkeit der Böden und wie Sie diese über Ihre Füße wahrnehmen können.
- Sie werden vielleicht feststellen, dass es bei spitzen Steinen manchmal schmerzt. Sollte dies der Fall sein, machen Sie bewusst wieder einen Schritt zurück.
- Konzentrieren Sie sich auf Ihren Atem im Unterbauch.
- Atmen Sie mehrmals tief ein und aus.
- Lenken Sie nun mit dem Atem Ihren Geist in die Fußsohlen (Transsensus). Konzentrieren Sie sich ganz auf Ihre Fußsohlen!
- Dann wiederholen Sie den Schritt langsam, und Sie werden feststellen: Der Schmerz ist verschwunden, anfangs zumindest viel leichter zu ertragen.

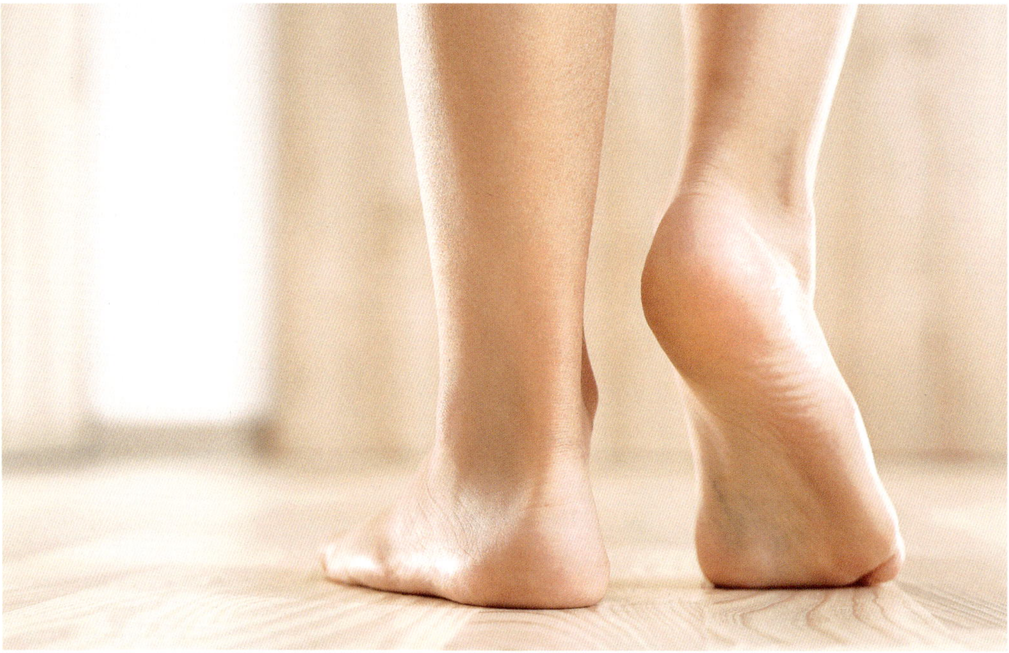

Gehmeditation

Gehmeditation ist langsames, bewusstes Gehen. Es wird in allen buddhistischen und taoistischen Traditionen in unterschiedlichen Formen geübt. Im Zen und Qigong praktiziert man Gehmeditation bis hin zum schnellen Laufen.

Versuchen Sie, das bewusste Gehen auch in Ihren Alltag zu integrieren. Wenn Sie z. B. zur Bushaltestelle gehen, zu Ihrem Auto oder auch zur Toilette – einfach eine Wegstrecke wählen, die sich am besten für die tägliche Übung eignet. Heiter immer weiter.

Am bekanntesten ist die Gehmeditation des vietnamesischen Meisters Thich Nhat Hanh. Er lehrt seine Schüler, so zu gehen, dass bei jedem Schritt die Erde geküsst wird und eine Blume erblüht. Wenn man ihm persönlich begegnet, spürt man seine Präsenz und Verwirklichung bei jedem Schritt. Das erfordert jedoch eine lange Zeit des Übens, Spürens und Wahrnehmens.

Die tibetische Gehmeditation entspricht dem heutzutage bereits weitverbreiteten Ballengang, auf den ich später noch genauer eingehen werde.

THICH NHAT HANHS BESONDERS EINDRUCKSVOLL-EINFACHEN ANWEISUNGEN FÜR DIE GEHMEDITATION SIND:

Mit dem Einatmen einen Schritt mit dem linken Fuß.

Mit dem Ausatmen einen Schritt mit dem rechten Fuß.

IM TIBETISCHEN GIBT ES DAZU FOLGENDE ANWEISUNGEN:

Den Oberschenkel und dadurch auch den Fuß anheben.

Den Fuß vorschieben.

Den Fuß mit dem Ballen des kleinen Zehs und des großen Zehs aufsetzen und zur Ferse hin abrollen.

Dabei kommt die gestreckte Leiste der Hüfte über Knie und zweite und dritte Zehe.

Währenddessen hebt sich der andere Fuß auf den Ballen.

Beim nächsten Einatmen wird er dann mit dem Oberschenkel angehoben – und ebenso wieder abgesetzt.

Dabei umfasst hinter dem Rücken die rechte Hand das linke Handgelenk.

Tautreten

Das Tautreten erhielt durch Pfarrer Kneipp Anfang des 20. Jahrhunderts seine besondere Bedeutung. Diese Form der Abhärtung war zwar schon länger bekannt, doch erst der heilkundige Pfarrer aus Bayern konnte sie durch seine begeisternde Art den Menschen näherbringen.

Tautreten sollte am besten zu Sonnenaufgang stattfinden. Ideal wäre es auf einer frisch gemähten Wiese, denn der Massageeffekt durch das Gras ist besonders stark. Tautreten stärkt die körpereigenen Abwehrkräfte, ist gut bei Bluthochdruck und regt die Verdauung an. Die Fußmuskulatur wird gekräftigt und die Sehnen und Bänder gestärkt. Das Fußgewölbe wird aufgerichtet und dadurch Senk- und Plattfüßen vorgebeugt.

Da ein Großteil der Meridiane an den Füßen endet, wird durch das Tautreten der gesamte Organismus vitalisiert, die Entschlackung und Blutreinigung gefördert und somit die Stimmung verbessert. Darüber hinaus dient es als Venen- und Wadenmuskelpumpe, hilft bei Kopfschmerzen und mindert Stress.

Tautreten kann das ganze Jahr über praktiziert werden. In der kalten Jahreszeit kann man es in Schneetreten abwandeln, der gesundheitsfördernde Aspekt bleibt dabei der gleiche.
Im Herbst und Winter empfiehlt Pfarrer Kneipp, mit einer Minute zu beginnen und auf maximal drei Minuten zu steigern. Beginnen Sie immer mit warmen Füßen. Halten Sie ein Handtuch, Socken und Schuhe bereit, damit Ihre Füße nach der Übung nicht auskühlen. Schnelles Gehen hilft beim Erwärmen der Füße.

Es wäre schön, wenn sich die Kneipp-Bewegung überall als Modewelle durchsetzen und sich somit die Volksgesundheit drastisch verbessern würde. Denn ich kenne kein Medikament, das bei so vielen Beschwerden nachhaltig helfen kann. Es geht einfach immer wieder darum, den inneren Schweinehund zu überwinden, sich am Schopf zu packen und vor die Tür zu treten.

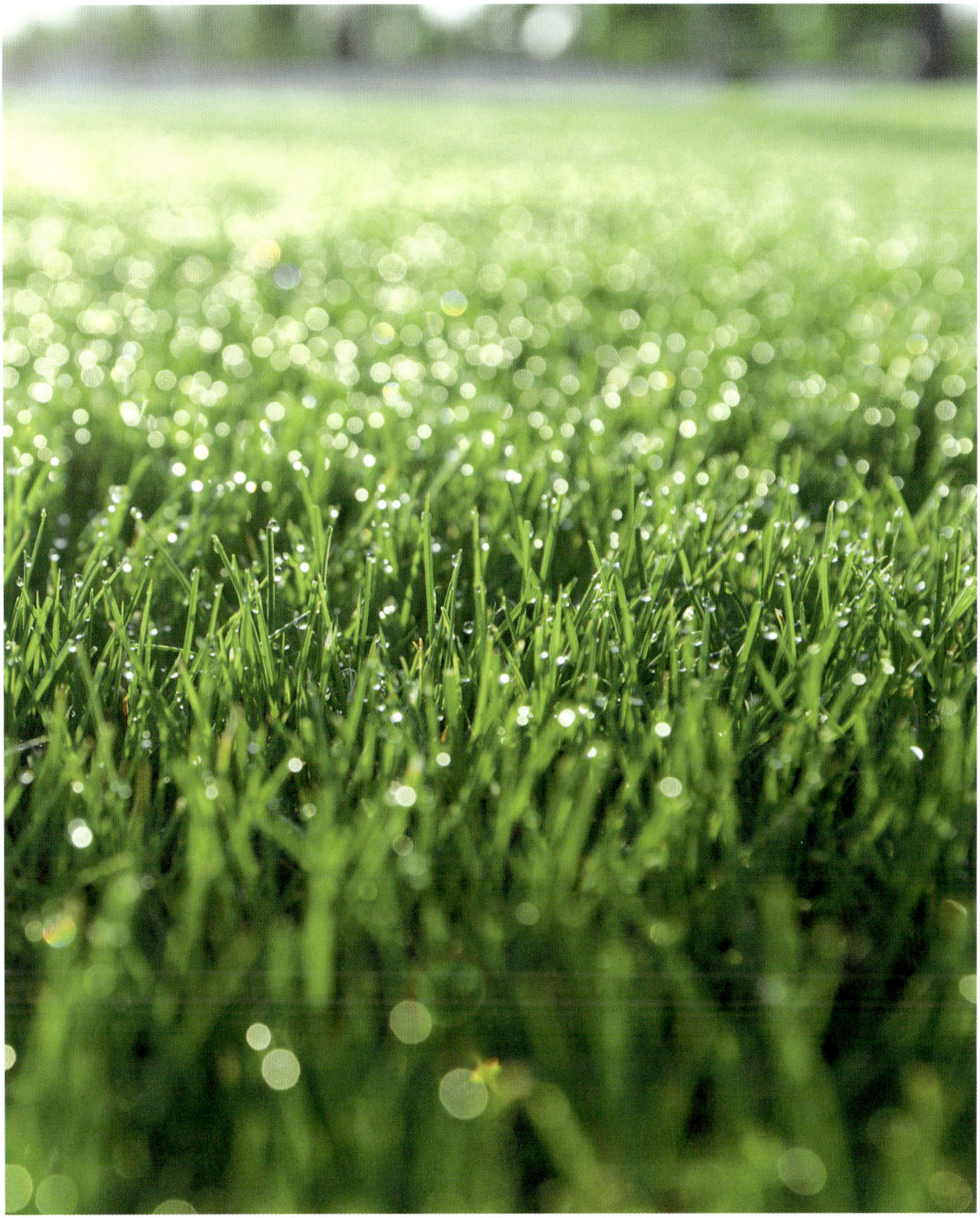

ATEMRHYTHMUS

Auch beim Gehen spielt die Atmung eine zentrale Rolle. Der Rhythmus des Gehens wird immer auch vom Rhythmus des Atems bestimmt und umgekehrt. Da die meisten viel zu kurz atmen, gehen sie pro Atemzug oft nur zwei Schritte beim Einatmen und zwei Schritte beim Ausatmen. Wer richtig verwurzelt in der Mitte und auf der Erde steht, kann ohne Anstrengung sogar vier bis acht Schritte pro Ein- und Ausatmung machen.

Probieren Sie Ihren Geh- und Atemrhythmus einfach einmal aus.

Wie viele Schritte machen Sie pro Atemzug?

Verlängern Sie langsam Ihren Atem- und auch Gehrhythmus ganz ohne Druck.

Richtig gehen

Im Gehen drückt sich unsere gesamte individuelle Persönlichkeit am deutlichsten aus. Ich beobachte gerne Menschen beim Gehen: Die meisten sind total aus dem inneren Gleichgewicht. Die einen laufen sich selbst davon, Kopf und Oberkörper sind nach vorn gestreckt, als wollten sie mit dem Kopf durch eine Wand. Die anderen lassen Schultern und Becken nach hinten hängen, als würde sie die Welt nichts mehr angehen. Nur selten gehen Menschen wirklich aufrecht, würdevoll und mit heiterer und gelassener Ausstrahlung.

Generell wird im Sport und in der Physiotherapie empfohlen, den Fuß beim Absetzen von der Ferse zum Ballen hin abzurollen (Fersengang). Es gibt jedoch auch die umgekehrte Methode, den Fuß beim Absetzen vom Ballen zur Ferse hin abzurollen (Ballengang). In meiner Ausbildung wurden beide Methoden gleichwertig behandelt und geübt.

Beim Fersengang besteht die Gefahr, die Gelenke zu schädigen. Interessant ist in diesem Zusammenhang, dass die Naturvölker alle über den Ballen laufen (Nubier, Aborigines u. a.). Auch die ersten getippelten Schritte kleiner Kinder erfolgen spontan über die Ballen. Der Ballengang ist die uns angeborene Gehweise. Auch wenn wir Treppen steigen, tanzen oder schleichen, gehen wir ganz automatisch auf den Ballen.

Dr. med. Hans-Peter Greb ist der Erste in Deutschland, der den Ballengang erforscht und eine eigene Methode – GODO – entwickelt hat. Er beschäftigt sich seit über vierzig Jahren mit dem menschlichen Gangverhalten und macht in seiner Forschung auf die biologische Tatsache aufmerksam, dass wir Menschen genetisch angelegte Ballengänger seien. Dr. Greb meint, wir seien noch immer kulturell mit der Forderung verbunden, »schön« über die Ferse abzurollen. Doch immer mehr Menschen gewännen die Einsicht, dass der Ballengang die gesündere, natürlichere Gangart sei.

Aus meiner langjährigen Praxis weiß ich, dass es immer besser ist, vielfältig zu praktizieren. Wir sind alle so an den Fersengang gewöhnt, dass ich immer vorschlage, zu Hause den Ballengang zu praktizieren und auf der Straße den Fersengang. Sollten Sie jedoch Beschwerden in den Fuß-, Knie- oder Hüftgelenken haben, dann wäre der Ballengang sicherlich die gesündere Alternative.

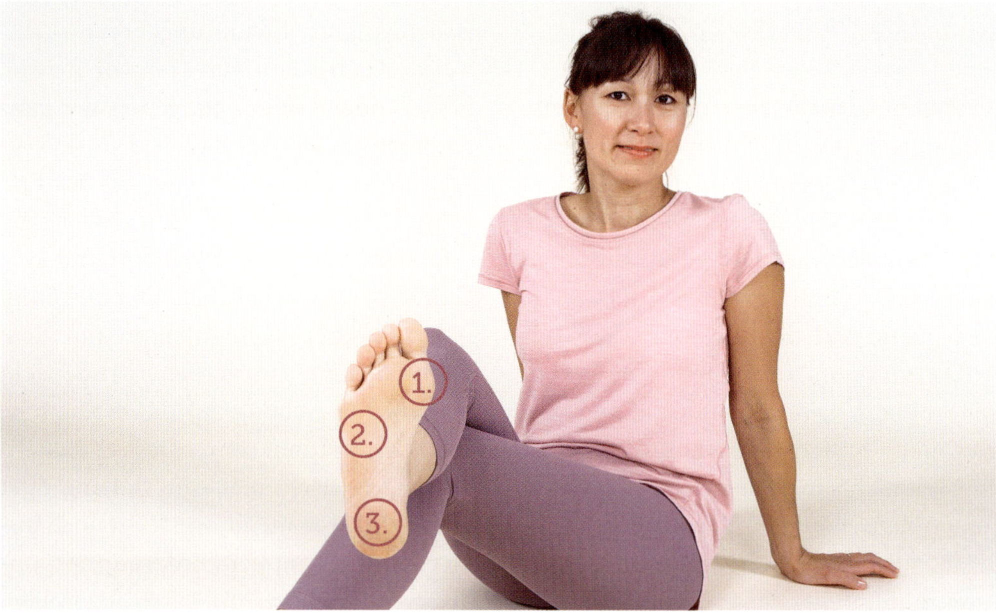

TESTEN SIE DEN BALLENGANG

- Stellen Sie sich mit beiden Füßen auf den Boden.
- Verlagern Sie Ihr Gewicht zu 60 Prozent auf die Ferse.
- Spüren Sie die Ballen unter Ihren kleinen Zehen (1), die Ballen unter Ihren großen Zehen (2), die Außenkanten beider Füße und die Fersen (3).
- Schwanken Sie ein paarmal vor und zurück, um Ihre Mitte, Ihr Gleichgewicht zu finden.
- Heben Sie langsam Ihren rechten Oberschenkel und setzen Sie danach Ihren Fuß langsam über den Ballen der kleinen Zehe, den Ballen der großen Zehe und der Ferse ab.
- Heben Sie langsam Ihren linken Oberschenkel und setzen Sie danach Ihren Fuß langsam über den Ballen der kleinen Zehe, den Ballen der großen Zehe und der Ferse ab.
- Beobachten Sie Ihren Gang und lassen Sie sich so viel Zeit wie möglich.
- Anfangs ist diese Art des Gehens äußerst ungewohnt. Man fühlt sich staksig und ungelenk. Doch mit der Zeit ist fließendes und harmonisches Gehen über den Ballen möglich.

VARIANTE

- Stellen Sie sich mit beiden Füßen auf den Boden.
- Nehmen Sie Ihr Lieblingsbein nach vorn.
- Führen Sie Wiegeschritte aus.
- Setzen Sie den vorderen Fuß über den Ballen der kleinen Zehe, den Ballen der großen Zehe und der Ferse ab.
- Wiederholen Sie das mindestens neunmal.
- Gehen Sie nun eine kurze Strecke. Sie werden feststellen, dass Sie ganz automatisch über den Ballen laufen.

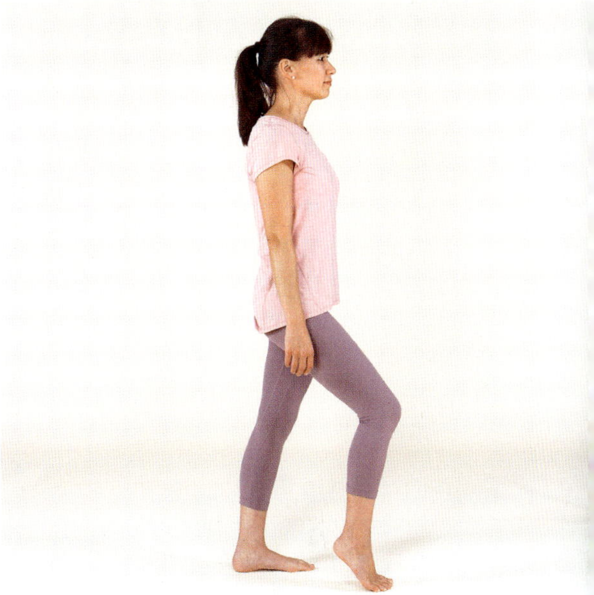

Wiederholen Sie das neunmal.

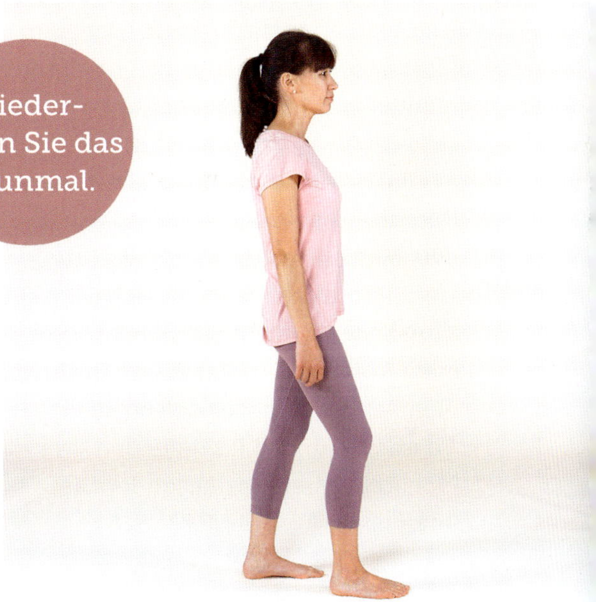

Das Morgenritual

Rituale helfen uns dabei, gute Gewohnheiten in unserem täglichen Leben zu verankern. Dazu empfehle ich Ihnen besonders die frühen Morgenstunden, um gut durchblutet, erwärmt und vitalisiert den Tag zu beginnen.

Bürsten

* Starten Sie in den Tag und bürsten Sie Ihren gesamten Körper mit einem Luffa-Handschuh. Wenn Sie möchten, können Sie das bereits im Bett tun.
* Man beginnt am entferntesten Punkt vom Herzen und nähert sich langsam. Normalerweise startet man mit dem rechten Fuß, über das rechte Bein, geht dann weiter zum linken Fuß und das linke Bein, zum Bauch und zum Rücken, bürstet den rechten Arm und den linken Arm – immer in Richtung Herz.
* Kreisende Bewegungen helfen Ihnen, mehr von Ihren Füßen zu erfahren.
* Nehmen Sie sich viel Zeit dafür.
* Achten Sie in den kommenden drei Monaten dabei ganz besonders auf Ihre Füße.

Duschen

* Duschen Sie warm nach dem Körperbürsten. Genießen Sie das Fließen des Wassers über Ihren Körper. Spüren Sie! Seien Sie präsent!
* Menschen, die zu Bluthochdruck neigen, duschen zum Abschluss lauwarm.
* Menschen mit niedrigem Blutdruck können so kalt wie möglich duschen.
* Trocknen und rubbeln Sie Ihre Füße besonders aufmerksam.
* Danach cremen oder ölen Sie Ihre Füße intensiv ein. Wählen Sie möglichst ein natürliches Produkt, denn Sie wissen ja bereits, dass über Ihre Füße alles in Ihren Körper transportiert wird.
* Sie können dazu eine oder mehrere der Fußmassageübungen machen, die ich im Fußmassage-Kapitel erläutern werde.

Integrieren Sie in Ihr Morgenritual – je nach Zeit – noch eine oder mehrere Übungen der nachfolgenden »Fußpraxis«. Sie werden sehen, wie gut Ihnen das tut.

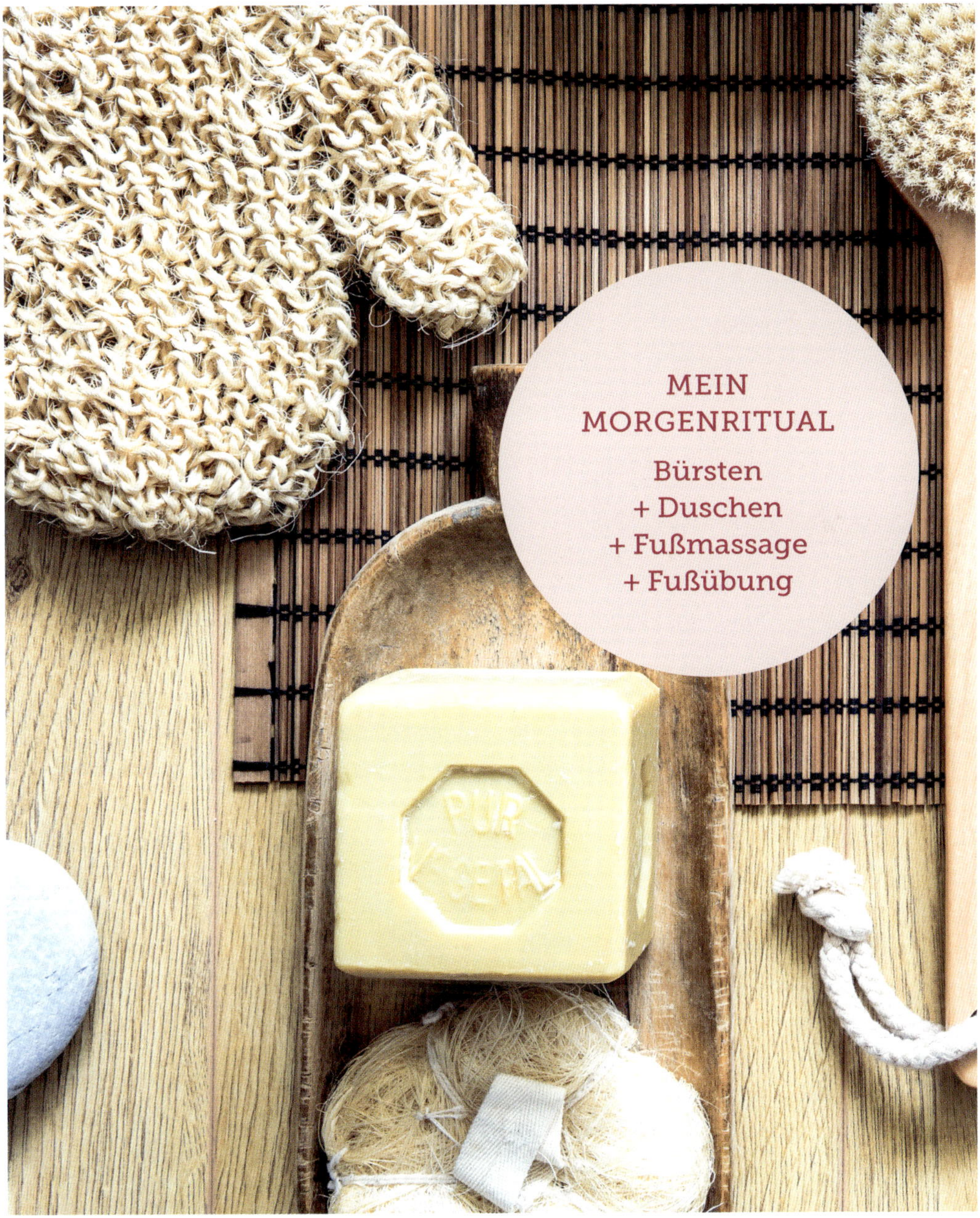
MEIN
MORGENRITUAL
Bürsten
+ Duschen
+ Fußmassage
+ Fußübung

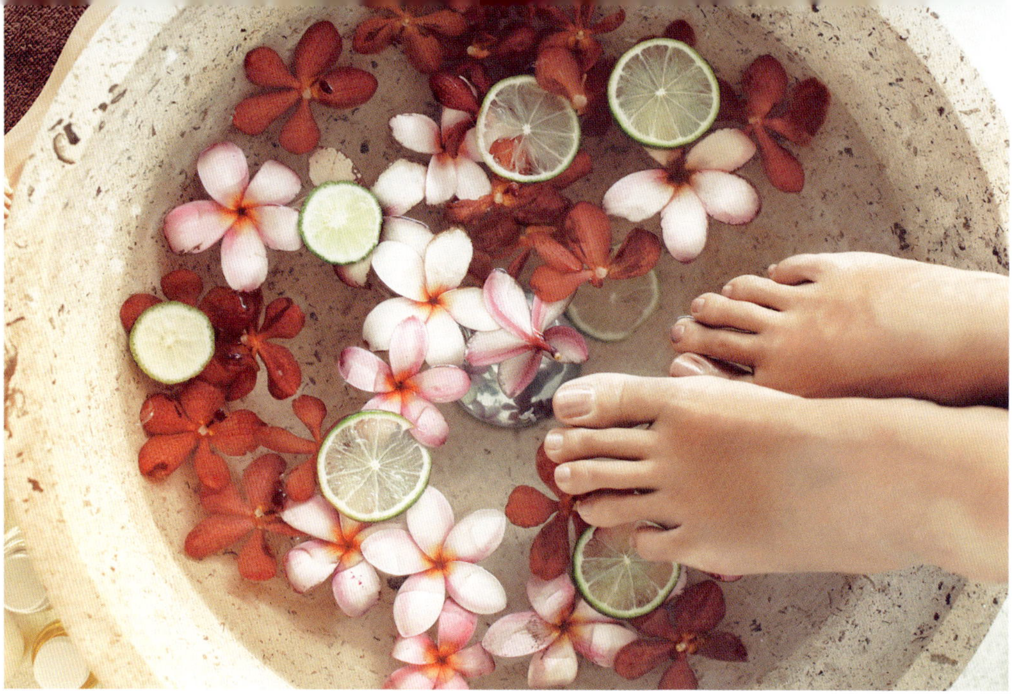

Fußbad

Gönnen Sie sich immer mal wieder ein Fußbad. Es ist nicht nur gut für die Gesundheit Ihrer Füße, sondern steigert Ihr Wohlbefinden, denn über die Füße wird der gesamte Körper erreicht. Wasser wird in der TCM Yin-Qualität zugesprochen, d. h. eine sanfte, fließende und somit entspannende Wirkungsweise.

Fußbäder können sich auf Körper und Geist unterschiedlich auswirken, je nachdem ob Sie ein warmes oder kaltes Fußbad nehmen und welche Zusätze Sie beigeben. Ein warmes Fußbad wirkt entspannend und entkrampfend. Ein kaltes Fußbad wirkt kreislaufanregend. Beachten Sie dabei, dass Sie nie kalte Füße in kaltem Wasser baden. Die Füße müssen zuvor durch Gehen/Laufen gut erwärmt und durchblutet sein. Ein Wechselfußbad (warm/kalt/warm/kalt usw.) wirkt durchblutungsfördernd. Menschen mit Einschlafproblemen rät man, auszuprobieren, was für sie besser wirksam ist. Wählen Sie Ihre Wohlfühltemperatur immer nach Ihren aktuellen Bedürfnissen.

ENTSCHEIDEN SIE BEWUSST, WELCHE BADEZUSÄTZE SIE FÜR IHR FUSSBAD VERWENDEN MÖCHTEN:

Basisches Badesalz eignet sich sehr gut bei Fußschmerzen. Es entgiftet und reinigt den Körper.
Rosmarin und **Arnika** sorgen für mehr Durchblutung und wirken anregend. Rosmarin ist auch bei Muskelkater hilfreich.
Lavendel beruhigt und entspannt.
Rose wirkt wärmend und erfreut die Sinne.
Salbei hilft gegen Fußschweiß.
Eichelrinde hilft gegen Nagelbettentzündungen.
Calendula wirkt harmonisierend und pflegend.

Tipp:
Eine wunderbare Methode, Fußpilz zu vermeiden, ist das Föhnen der Zehenzwischenräume, besonders nach einem Besuch im Schwimmbad.

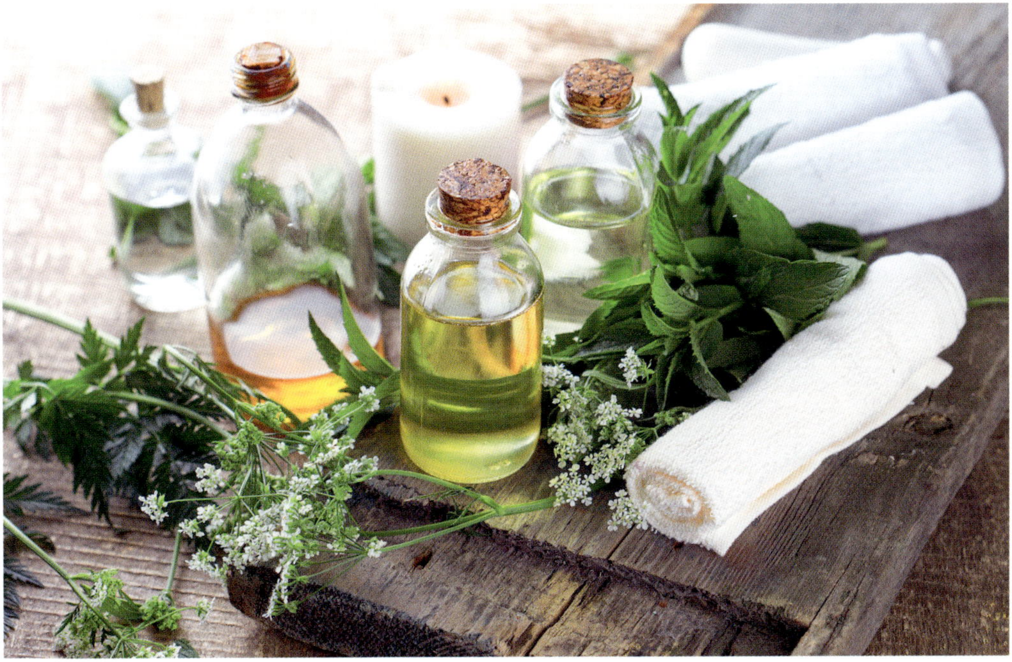

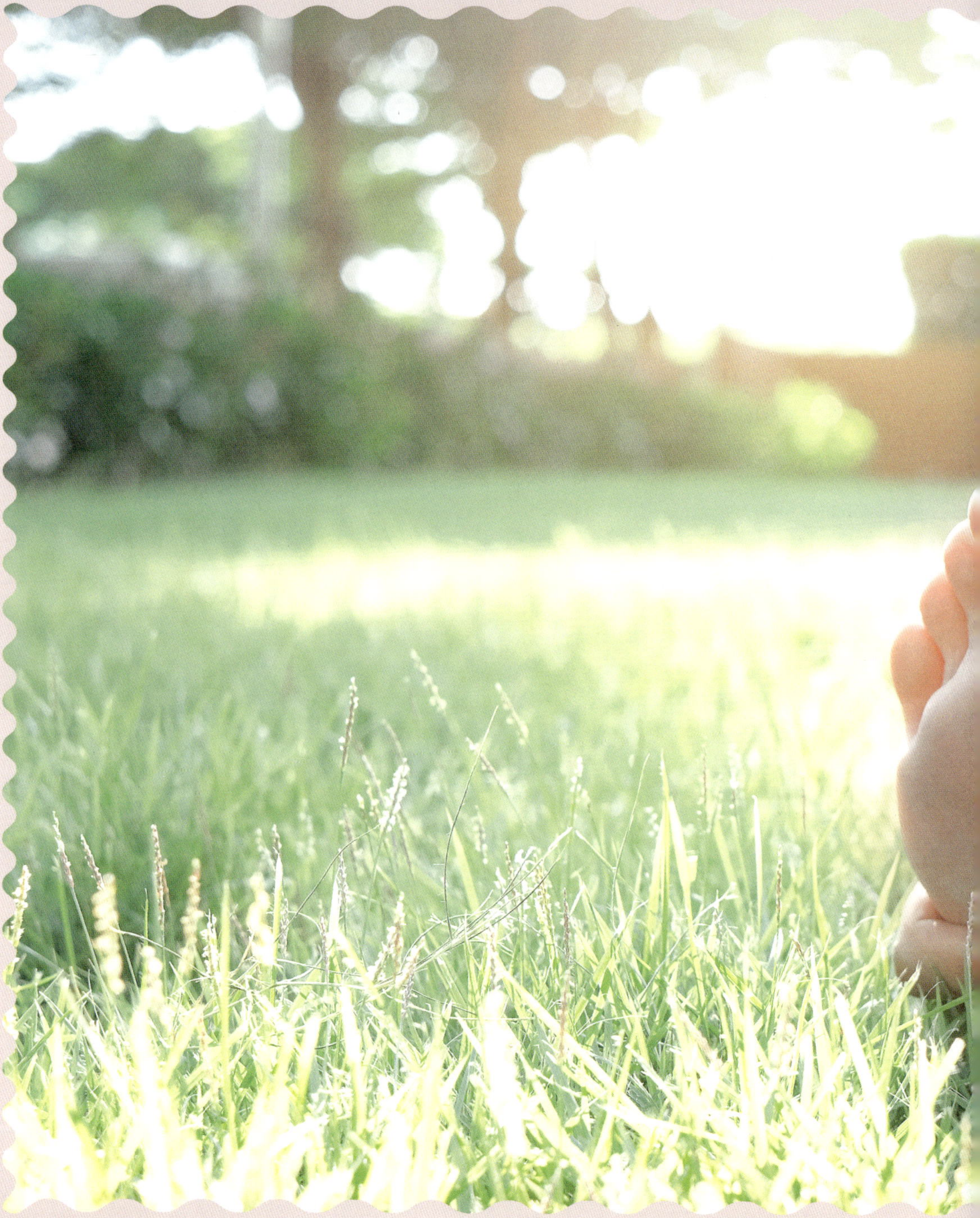

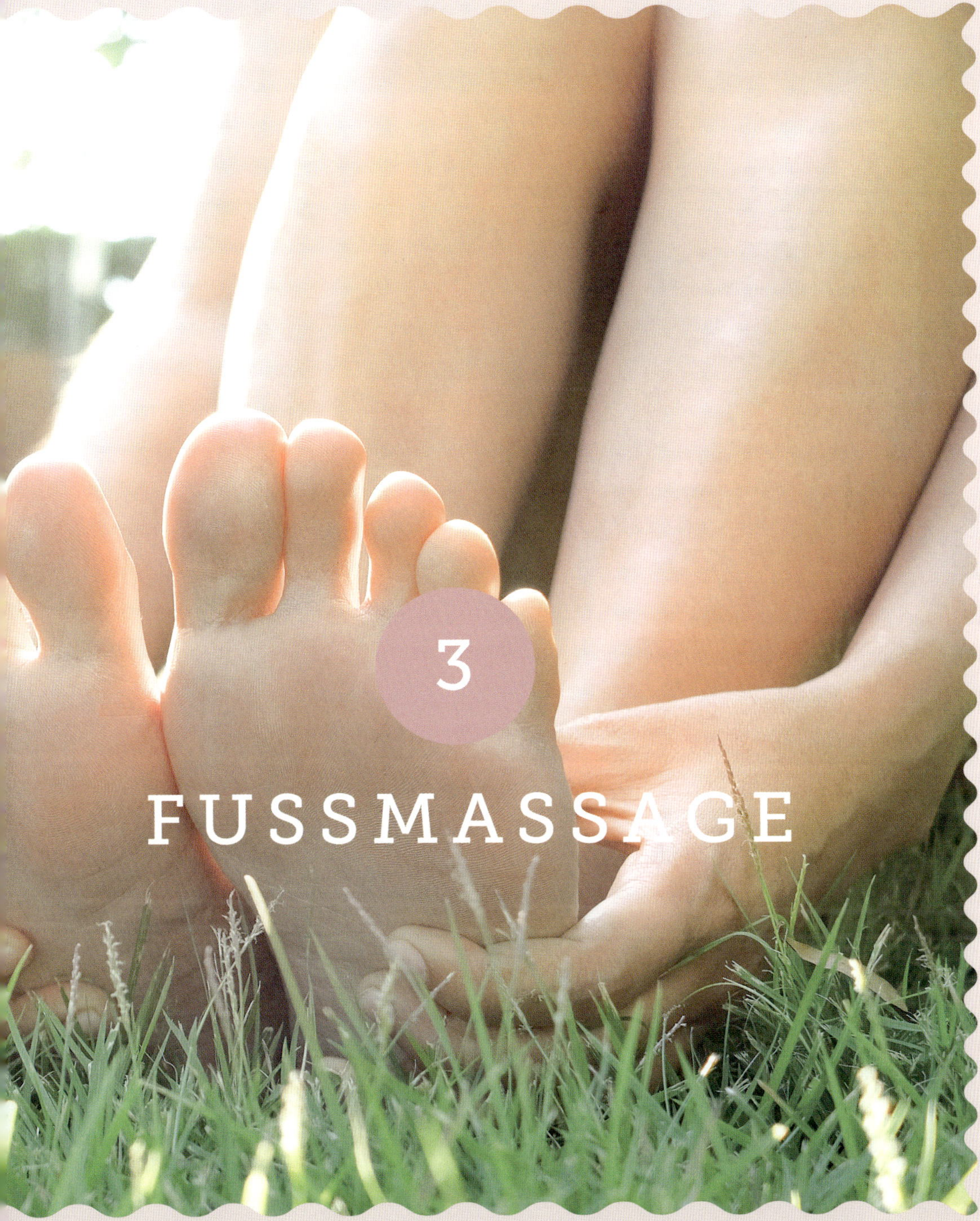

3 FUSSMASSAGE

Energien ausgleichen

Massage ist für mich eine intensive Methode, Gutes zu tun, heilende Energie zu senden und Liebe zu entwickeln. Das Wort stammt aus dem Arabischen und bedeutet »Berühren« und »Betasten«, im Griechischen bedeutet es »Kauen« und »Kneten«. Bei der Massage werden durch Dehnungs-, Zug- und Druckreiz die Haut, das Bindegewebe (Faszien) und die Muskulatur mechanisch beeinflusst. Doch ihre Wirkung beschränkt sich nicht nur auf die behandelten Stellen des Körpers, sondern erstreckt sich über den gesamten Organismus und schließt auch die Psyche mit ein. Denn die Haut ist nicht nur unser größtes Stoffwechselorgan, sie wird auch als Spiegel der Seele betrachtet.

Wie wir schon erfahren haben, können wir über die Energiezentren in unseren Füßen unseren ganzen Körper, unsere Organe beeinflussen. Selbst wenn wir nur die Hände auf die Fußsohlen legen, kann dies schon viel bewirken, da wir auch in den Händen starke Energiezentren haben. Das wichtigste Hand-Energiezentrum finden Sie, wenn Sie Ihren Mittel- und Ringfinger zur Mitte der Handfläche beugen. In der Traditionellen Chinesischen Medizin wird dieser Bereich als Lao Gung bezeichnet.

Durch das Berühren der Füße mit den Händen werden bei der Massage Energien ausgeglichen: Bei schmerzenden Füßen können wir Spannungen ausleiten, bei schlaffen Füßen Energie zuführen.

Nutzen Sie die Heilkraft der Massage!

MASSAGE-BASICS

Achten Sie beim Massieren auf Ihre Gedanken und bleiben Sie in liebevoller Hinwendung.

Bei auftretenden Schmerzen kann Konzentration sehr hilfreich sein. Atmen Sie in den Schmerzbereich, versuchen Sie die Schmerzsituation anzunehmen und mit mehr Atemzügen aufzulösen.

Bleiben Sie bei dem, was Sie tun: Fühlen Sie, spüren Sie, nehmen Sie Ihre Füße wahr.

Beim Berühren in der Massage gibt es vielfältige Möglichkeiten. Eine differenzierte Anwendung bringt den besten Erfolg. Bleiben Sie mit Ihren Füßen im Gespräch. Reagieren Sie individuell auf die verschiedenen Bereiche. Passen Sie Ihr Kneten und Streichen Ihrem Atemrhythmus an.

Bei der Akupressur drücken Sie
3-mal: 1 = sehr kräftig, 2, 3 = den Druck nachlassen,
3-mal: 1 = sehr sanft, 2, 3 = den Druck steigern,
1-mal: 1 = sehr fest und nachlassen.

Bleiben Sie heiter und gelassen – auch wenn's wehtut.

Verwenden Sie zum Massieren ein natürliches Körperöl oder auch eine Körpermilch.

Sorgen Sie für eine angenehme, ruhige, harmonische Atmosphäre.

Machen Sie Ihre Lieblingsmusik an – oder üben Sie in Stille, je nach Ihren Bedürfnissen für Ihren inneren Ausgleich.

Tun Sie sich Gutes – denn niemand anderer tut es.

Massagepraxis

* Setzen Sie sich auf einen Stuhl oder Hocker.
* Nehmen Sie einen Unterschenkel und den Fuß in beide Hände.
* Streichen Sie mit kräftigen Bewegungen mindestens drei Minuten lang vom Schienbein über den Rist nach unten zu allen Zehen.
* Dies fördert die Durchblutung des Vorderfußes.

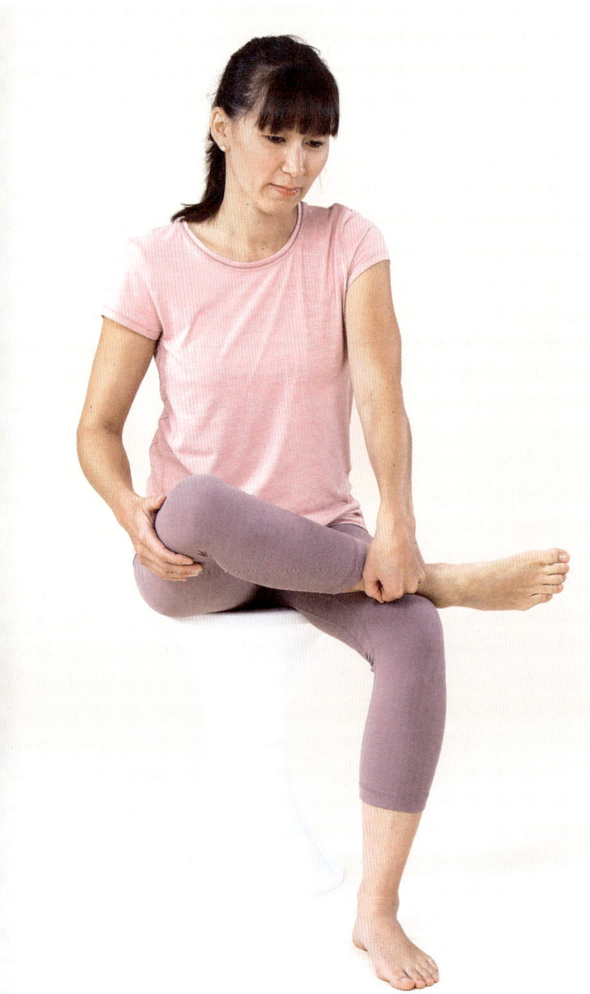

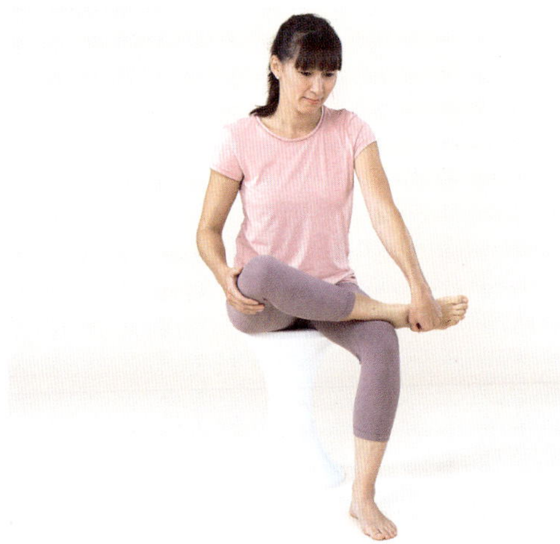

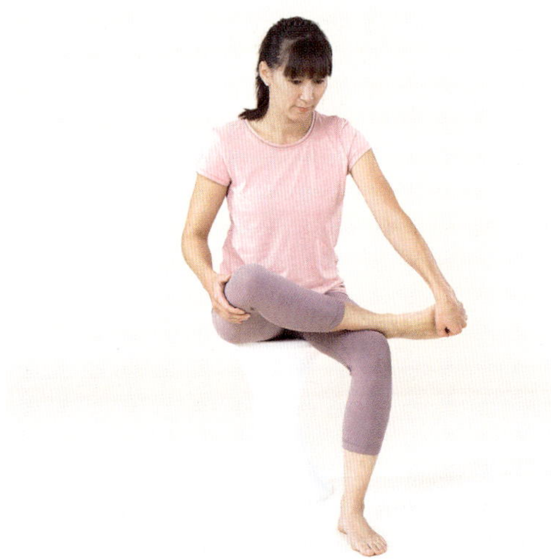

* Drehen Sie jetzt Ihren Fuß zu sich, als wollten Sie sich in Ihrer Fußsohle spiegeln.
* Streichen Sie kräftig von den Zehen zur Ferse und von der Ferse zu den Zehen.
* Hierzu können Sie auch die Knöchel Ihres Zeige- und Mittelfingers benutzen.
* Vergessen Sie die Innen- und Außenseite Ihres Fußes nicht.

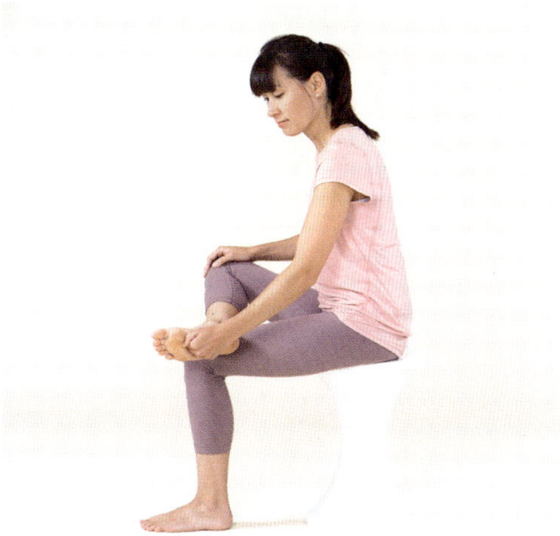

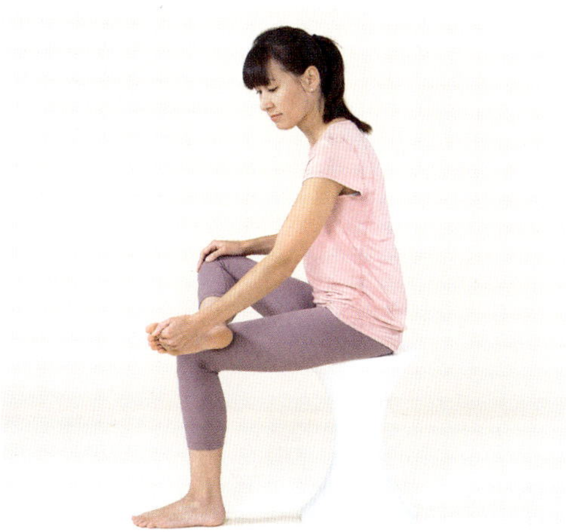

* Widmen Sie sich intensiv der Vertiefung in der Mitte unter Ihrem Fußballen. Dort befindet sich die Sprudelnde Quelle, der Yongquan-Punkt, der auch als Fußchakra bezeichnet wird.
* Diese Übung fördert die Durchblutung der Fußsohle.

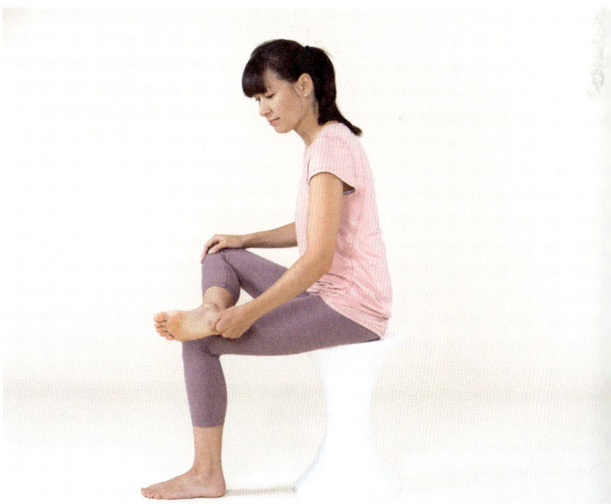

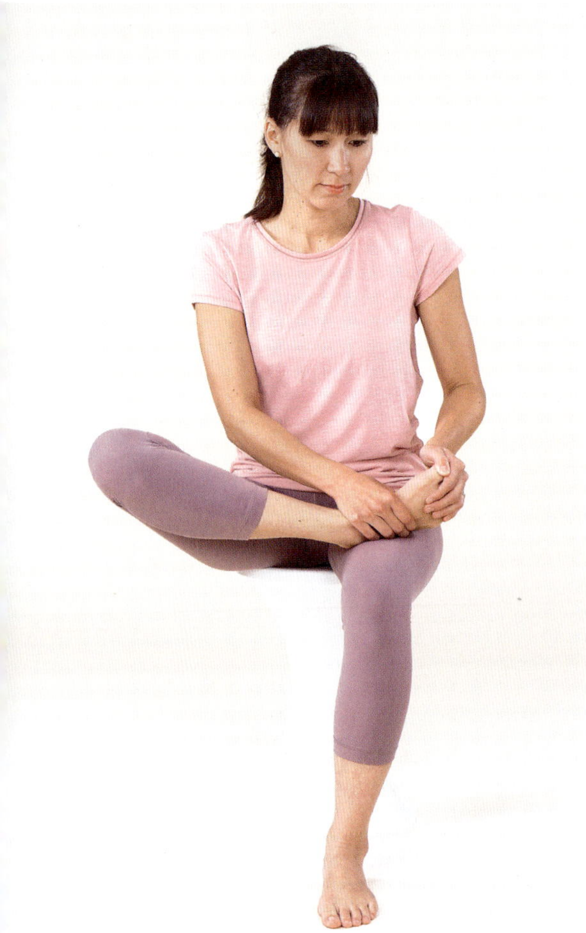

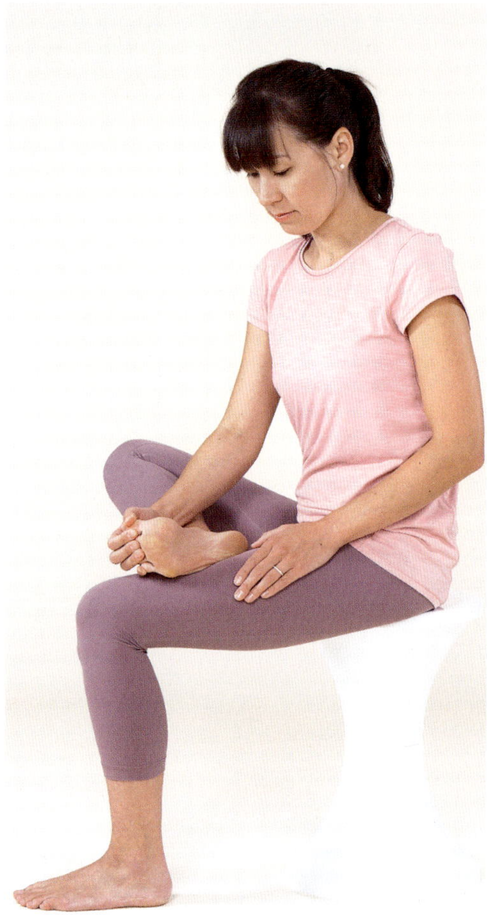

* Nehmen Sie Ihre fünf Zehen in die Hand und drücken Sie sie aus dem Grundgelenk in Richtung Fußsohle, so weit es geht. Dehnen Sie immer sanft bis an die Schmerzgrenze. Vergessen Sie Ihren Atem nicht. Bleiben Sie heiter und gelassen.

* Nehmen Sie Ihre fünf Zehen wieder in die Hand und ziehen Sie sie aus dem Grundgelenk in die entgegengesetzte Richtung, so weit es geht. Dehnen Sie immer sanft bis an die Schmerzgrenze. Vergessen Sie Ihren Atem nicht. Bleiben Sie heiter und gelassen.

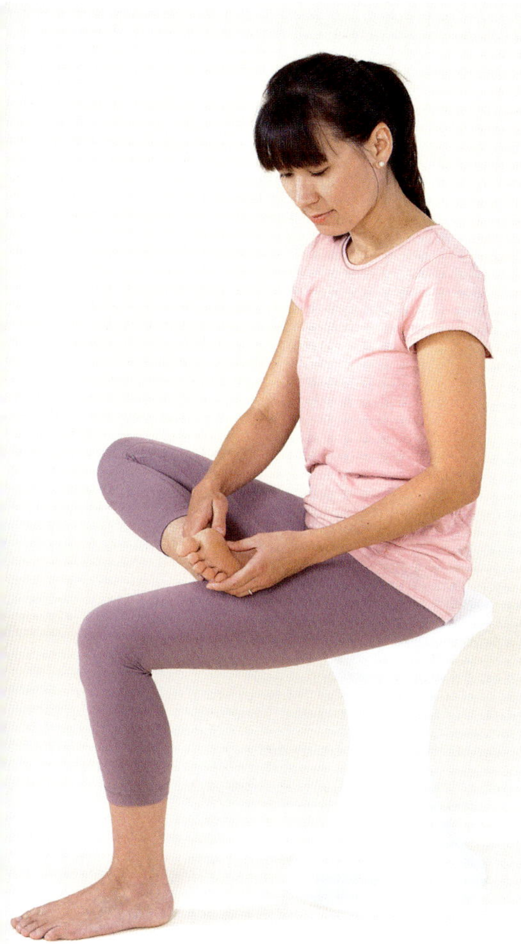

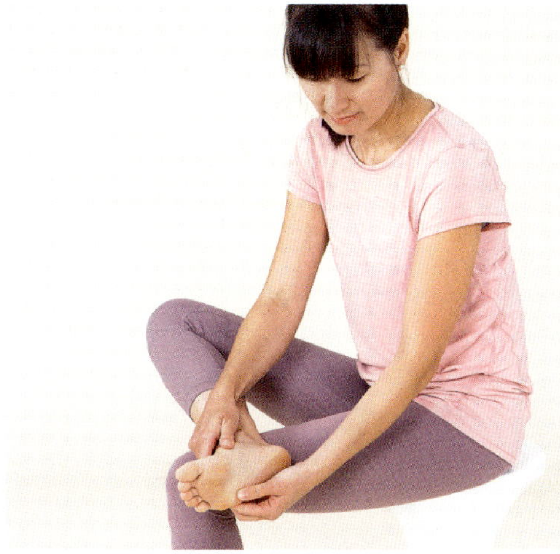

* Kneten Sie die Außenkante Ihres Fußes von den Zehen zur Ferse und von der Ferse zu den Zehen.

* Massieren Sie leicht mit Daumen und Zeigefinger die Haut zwischen Ihren fünf Zehen. Versuchen Sie zu erspüren, was dabei passiert.

* Kneten Sie die Innenseite Ihres Fußes von den Zehen zur Ferse und von der Ferse zu den Zehen.

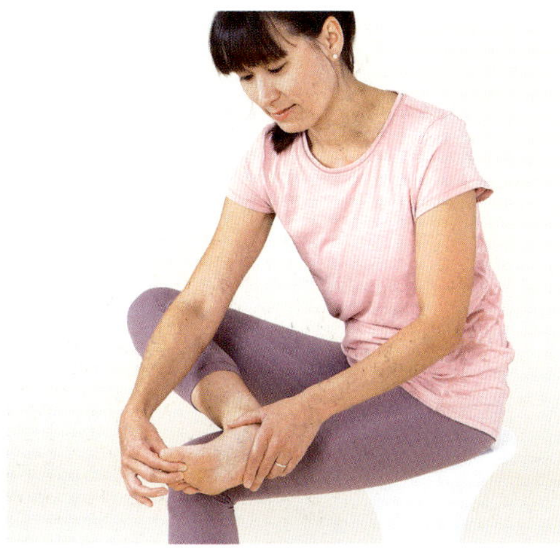

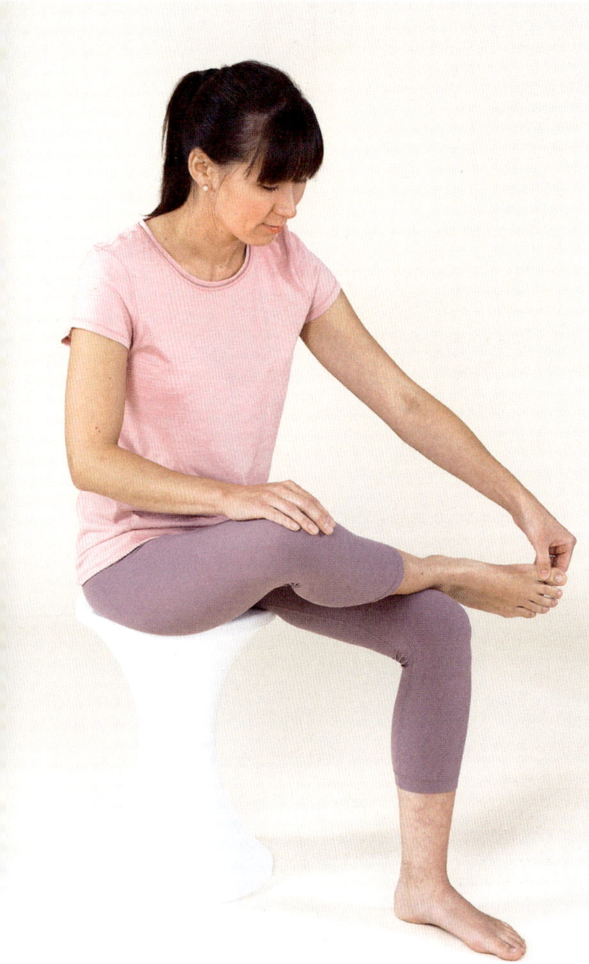

Fußakupressur

Zur Erinnerung:
Bei der Akupressur drücken Sie
3-mal: 1 = sehr kräftig,
2, 3 = den Druck nachlassen,
3-mal: 1 = sehr sanft,
2, 3 = den Druck steigern,
1-mal: 1 = sehr fest und
nachlassen.

- Pressieren Sie die Gelenke jeder einzelnen Zehe, vom Zehennagelrand ausgehend über Mittelgelenk zum Grundgelenk.
- Reiben Sie immer von der Innenseite des Fußes nach außen:
  dreimal das Nagelbett,
  dreimal das Anfangsgelenk,
  dreimal das Grundgelenk.
- Beginnen Sie mit der großen Zehe, die kein Mittelgelenk hat.

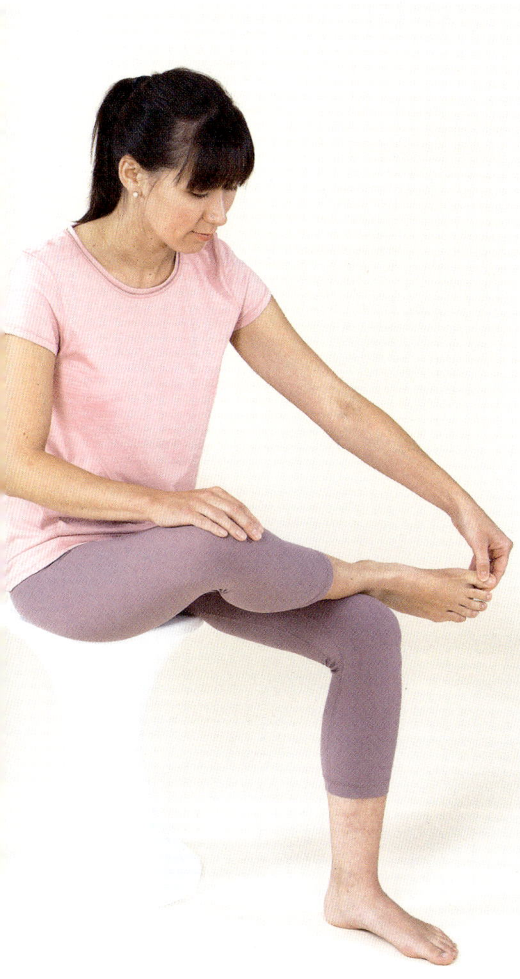

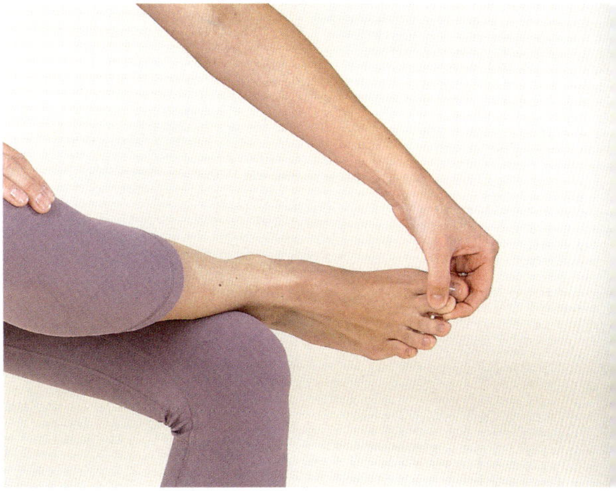

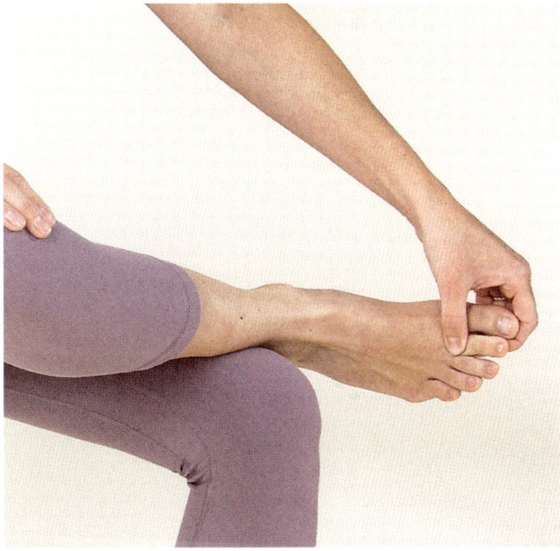

- Bearbeiten Sie dann alle weiteren Zehen.
- Reiben Sie von der Innenseite des Fußes nach außen:

dreimal das Nagelbett,
dreimal das Anfangsgelenk,
dreimal das Mittelgelenk,
dreimal das Grundgelenk.

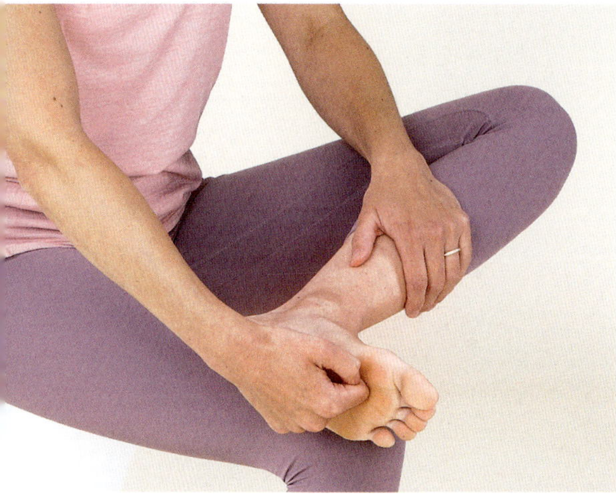

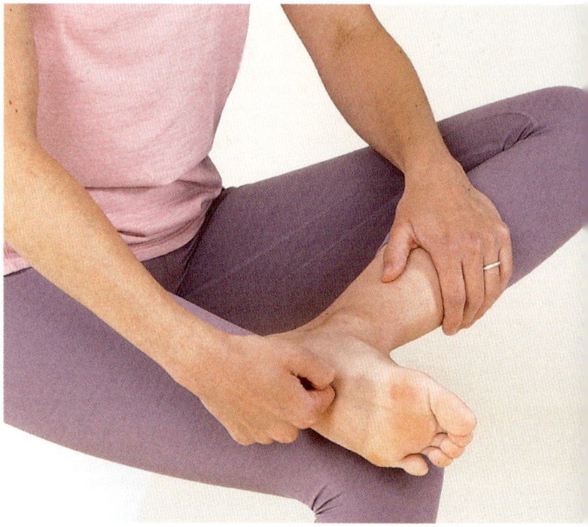

Akupressur der Sprudelnden Quelle (Fußchakra)

* Widmen Sie sich nun der Sprudelnden Quelle. Sie befindet sich in der Vertiefung am vorderen Drittel Ihrer Fußsohle, nach dem Ballen.
* Reiben Sie mit den Knöcheln Ihres Zeige- und Mittelfingers von den Zehen zur Ferse und von der Ferse zu den Zehen.

Unsere Sprudelnde Quelle, auch Fußchakra genannt, ist die direkte Verbindung zu den Erdenergien.

Wir können über die Sprudelnde Quelle unsere verbrauchten Energien bewusst in die Erde lenken und auch die frische Energie der Erde in uns aufnehmen. Dadurch erfahren wir ein harmonisches Gleichgewicht.

Die Sprudelnde Quelle ist das Tor zur Erde. Das Kronenchakra ist das Tor zum Himmel. Die Lao-Gung-Punkte in den Händen sind die Menschenpforte. Zwischen Himmel und Erde befindet sich vor und in unserer Wirbelsäule der Zentralkanal, der uns mit unserer Aufrichtung mit Himmel und Erde verbindet.

In der Akupunktur ist dies der Nierenpunkt. Da wir zu siebzig Prozent aus Wasser bestehen, ist der Nierenpunkt für unsere Gesundheit von äußerster Wichtigkeit.

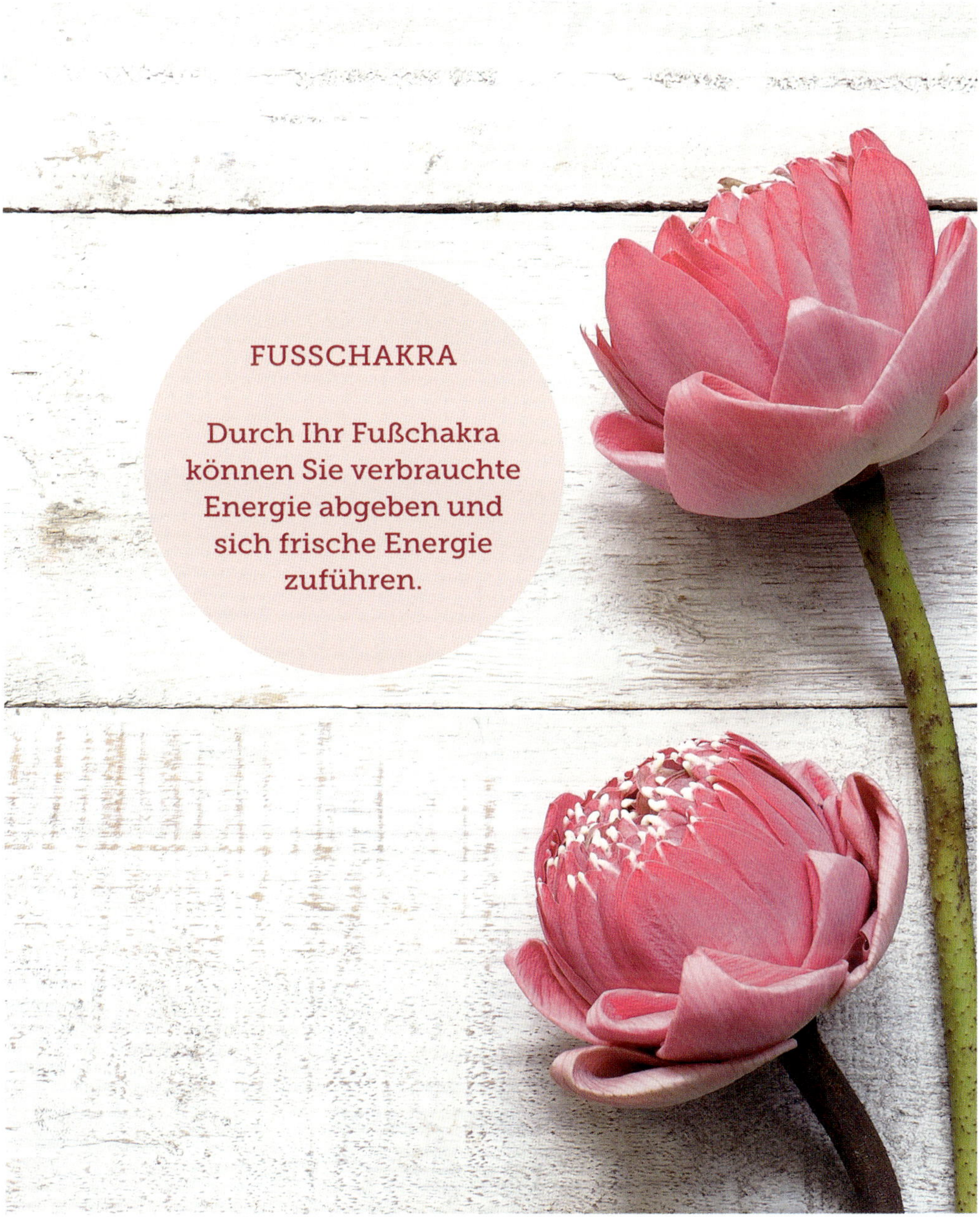

FUSSCHAKRA

Durch Ihr Fußchakra können Sie verbrauchte Energie abgeben und sich frische Energie zuführen.

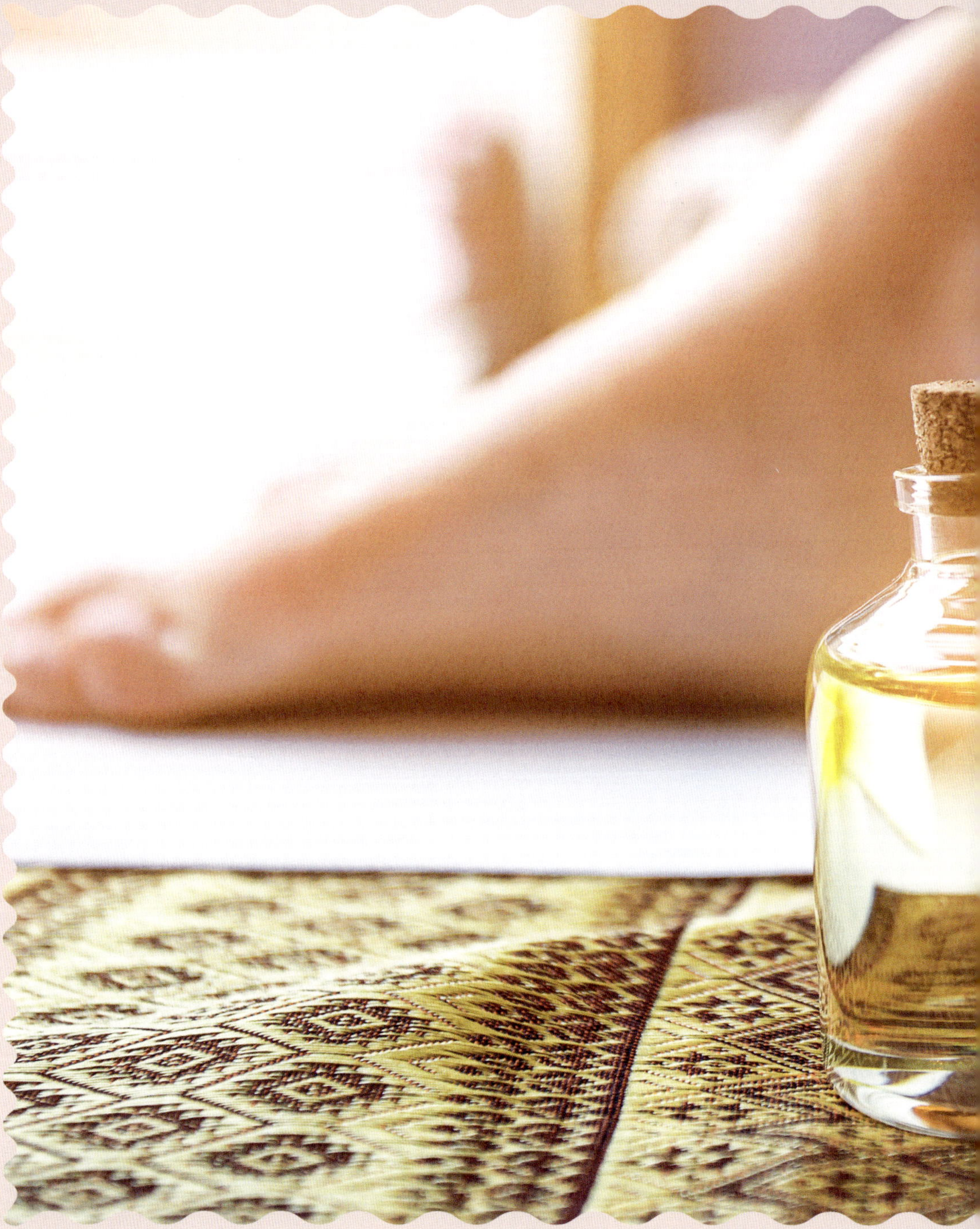

4 FUSSPRAXIS

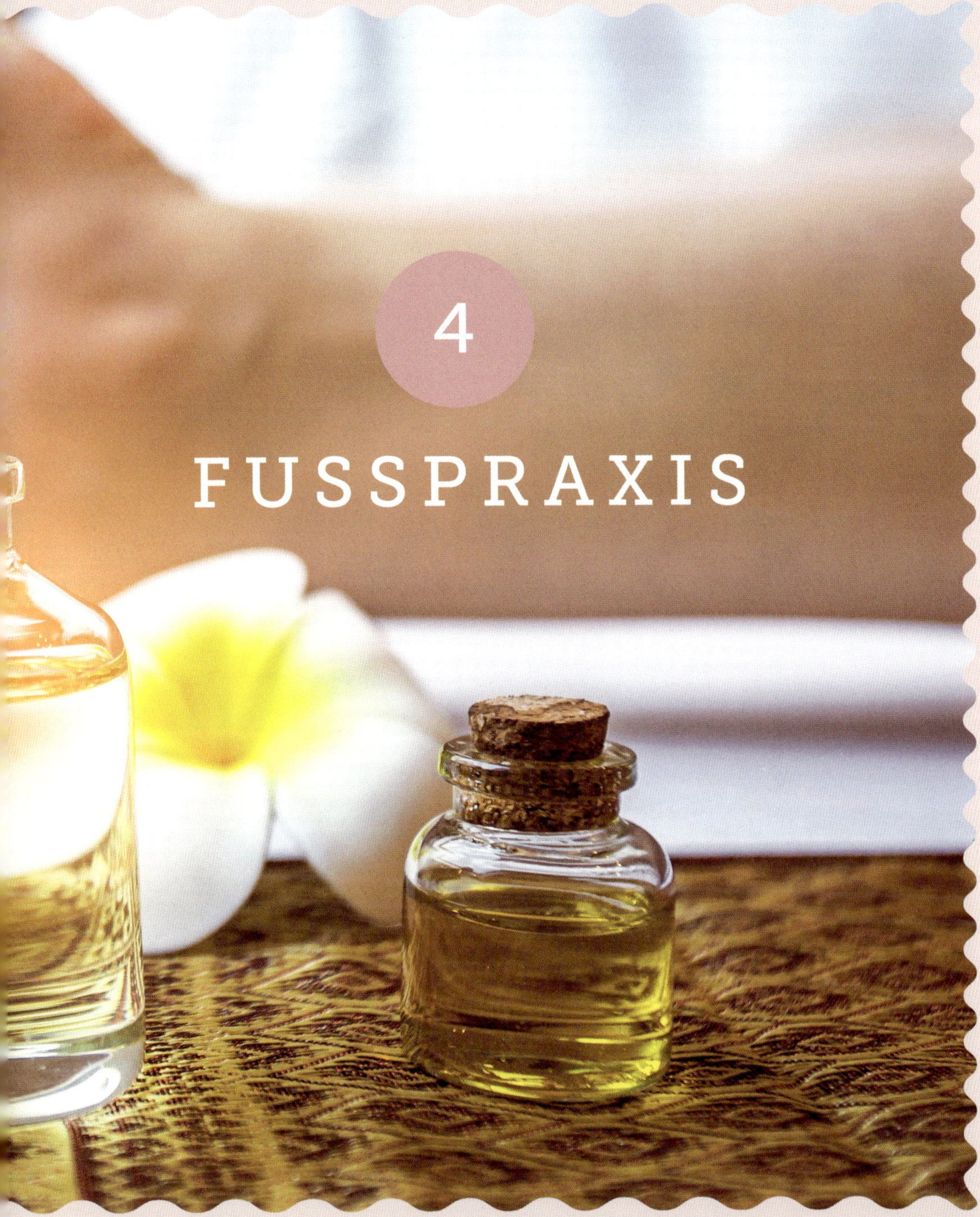

DIE ÜBUNGS-BASICS

Bei der nun folgenden Fußpraxis sorgen Sie immer vorab für eine ruhige, ungestörte und harmonische Atmosphäre.

Wählen Sie den Platz sehr bewusst. Es hat sich gezeigt, dass Üben immer am gleichen Ort die tägliche Praxis vereinfacht.

Ziehen Sie sich lockere und hautatmende Kleidung an.

Bleiben Sie auch während der Übung heiter und gelassen.

Halten Sie nie die Luft an – dies ist ein Zeichen von zu viel Belastung.

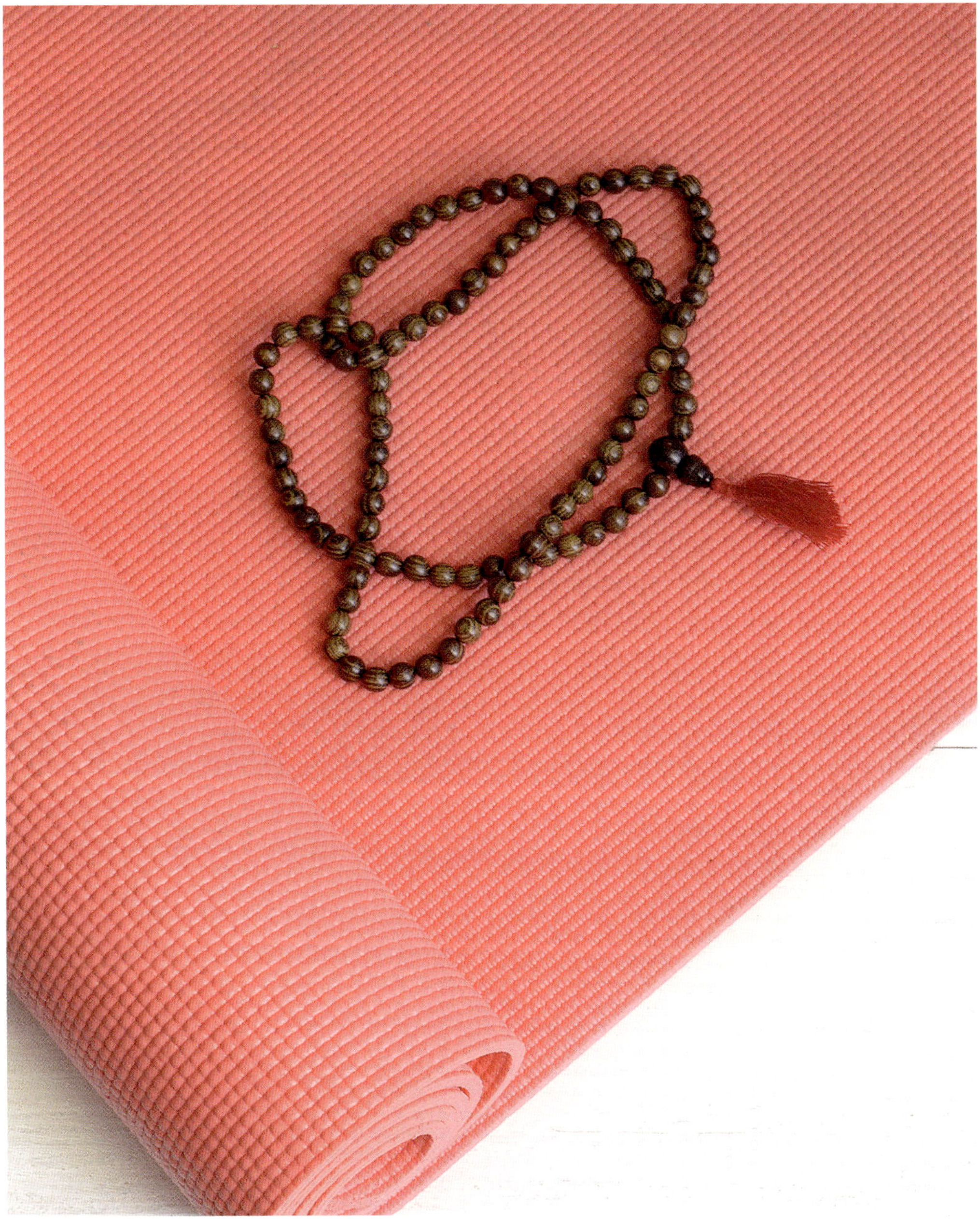

Fersensitz

Wenn Sie Probleme mit Ihren Knien haben, legen Sie Kissen oder eine weiche Decke darunter. Bei Verkürzung der Oberschenkelmuskulatur kann es hilfreich sein, ein Kissen oder eine Decke zu rollen und zwischen Oberschenkel und Wade zu legen.

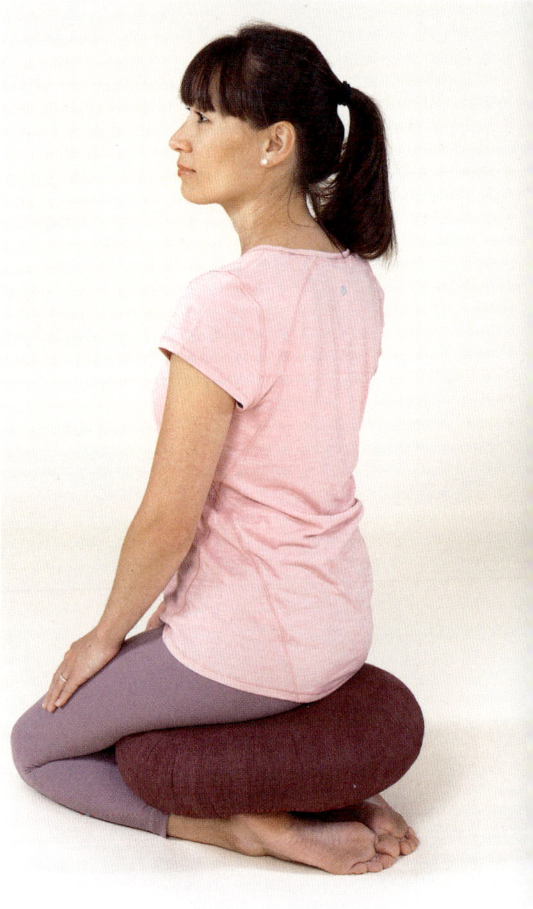

- Knien Sie sich auf den Boden und strecken Sie alle Zehen.
- Bevor Sie sich ganz auf Ihre Fersen setzen, beugen Sie Ihre Knie dreimal.
- Setzen Sie sich dann auf Ihre Fersen.
- Versuchen Sie, in der Aufrichtung mit beiden Sitzknochen hinter den Fersen zu sitzen. Das gleicht ein Hohlkreuz aus.
- Achten Sie darauf, dass sich der Schultergürtel genau über Ihrem Becken befindet.
- Strecken und dehnen Sie Ihren Nacken.
- Neigen Sie Ihren Kopf leicht nach vorn.
- Nehmen Sie die Zunge an den oberen Zahnrand.
- Entspannen Sie Ihren Unterkiefer.
- Atmen Sie sanft, tief und regelmäßig. Ihr inneres Lächeln entsteht.
- Beim Fersensitz kommt es anfangs öfter zu Krämpfen. Das kann zwar ein Magnesiummangel sein, doch ist es meist einfach nur ein Zeichen von ungewohnter Belastung der Muskelgruppen. Im Moment des Krampfes spannen Sie kräftig dagegen. Nach regelmäßigem Üben können Sie heiter und lächelnd sitzen.

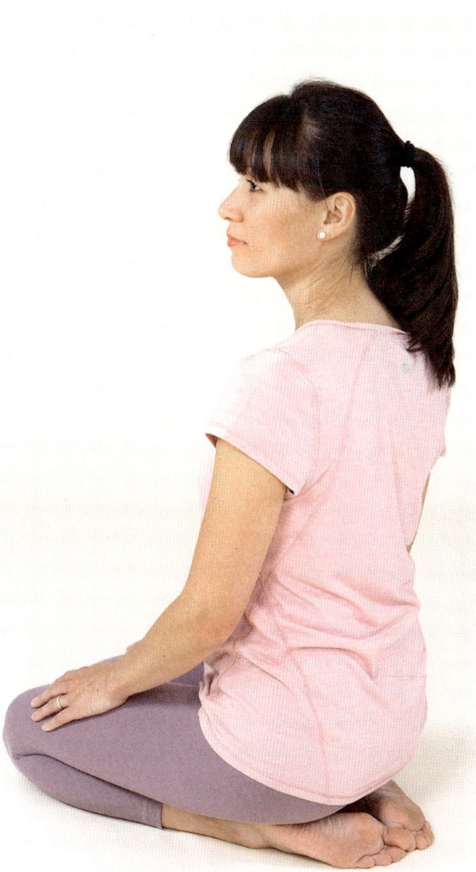

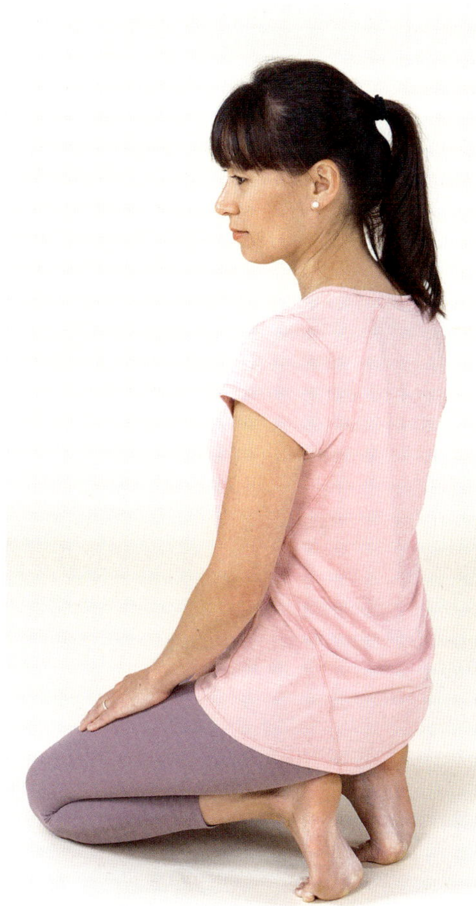

* Beginnen Sie mit einer Minute und verweilen Sie dann möglichst drei Minuten in dieser Position.
* Knien Sie wieder auf dem Boden und wiederholen Sie die gleiche Übung mit aufgestellten Zehen.

* Beginnen Sie mit einer Minute und verweilen Sie dann möglichst drei Minuten in dieser Position.

Wirkung

durchblutend, dehnend und kräftigend.

Venenpumpe

Diese Übung ist ein Must-do in vielen Situationen: im Flugzeug, im Büro, im Wartezimmer oder in der U-Bahn. Sie erleichtert den Rückfluss des venösen Blutes zum Herzen und vitalisiert die Wände der Blutbahnen. Sie wirkt Wunder bei Müdigkeitsgefühlen in den Beinen.

- Setzen Sie sich gerade auf einen Stuhl oder auf den Boden.
- Strecken Sie beide Beine leicht in die Luft.
- Drücken Sie Ihre Fersen nach vorn. Ziehen Sie dabei einen Fuß zu sich (flexen). Achten Sie darauf, dass Ihr Vorderfuß (Ballen) dabei ganz entspannt bleibt.
- Strecken Sie dann den ganzen Fuß mit Zehen in Richtung Boden.
- Wiederholen Sie das 36-mal.

Praktizieren Sie die Venenpumpe 36-mal links und rechts im Wechsel.

Wirkung

Durch das Hin-und-her-Bewegen wird das Fußgelenk geschmiert und gestärkt. Diese als »Venenpumpe« bekannte Übung ist auch besonders wirksam gegen Krampfadern. Außerdem hat das Abwinkeln der Füße um neunzig Grad – über einen Reflexpunkt in der Achillessehne – eine große Auswirkung auf die Vertiefung unseres Atems. Das wird automatisch und unbewusst z. B. auch bei den Volkstänzen in Bayern oder bei Tänzen in Indien und auf Bali praktiziert.

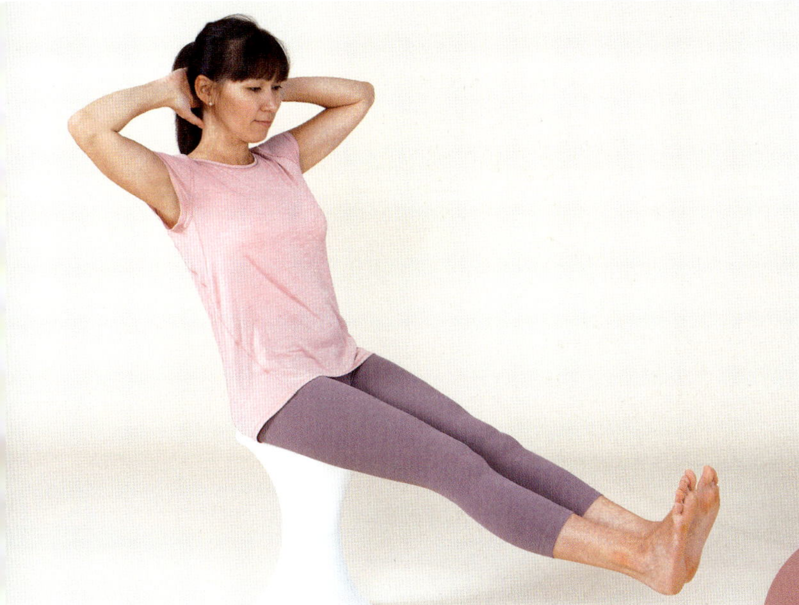

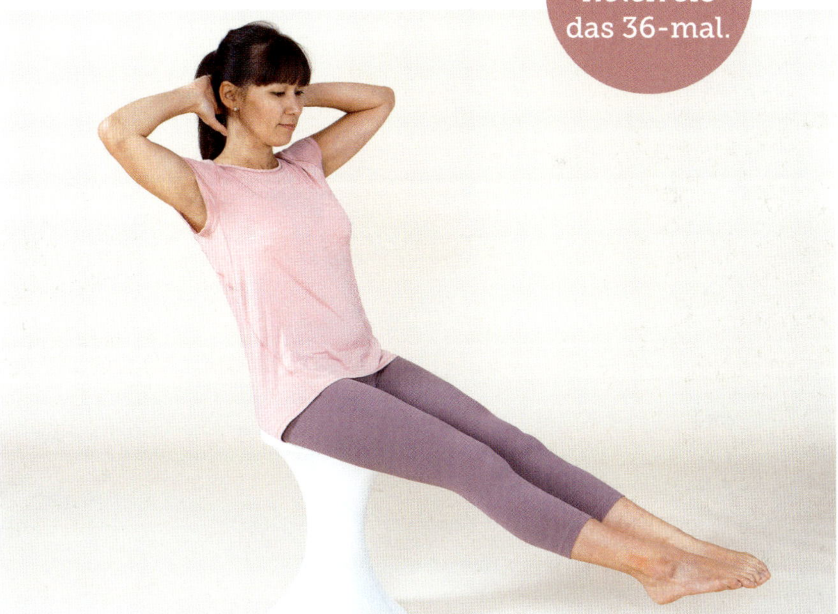

Wieder-
holen Sie
das 36-mal.

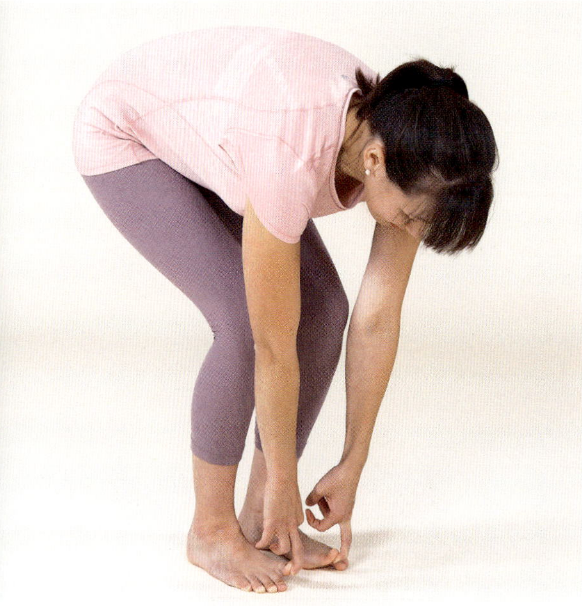

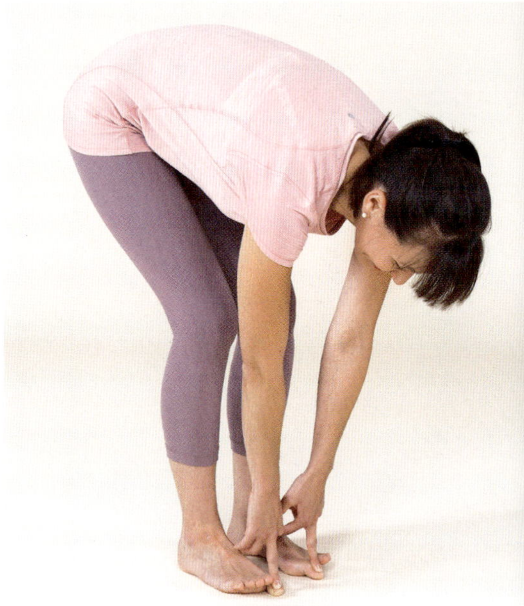

Fußgeschicklichkeit

- Stellen Sie sich mit beiden Füßen auf den Boden.
- Heben Sie nur die großen Zehen nach oben.
- Drücken Sie die anderen vier Zehen auf den Boden.
- Üben Sie heiter und gelöst und vergessen Sie das tiefe Atmen nicht.
- Drücken Sie die beiden großen Zehen auf den Boden.
- Heben Sie alle vier anderen Zehen in die Luft.
- Üben Sie heiter und gelöst und vergessen Sie das tiefe Atmen nicht.

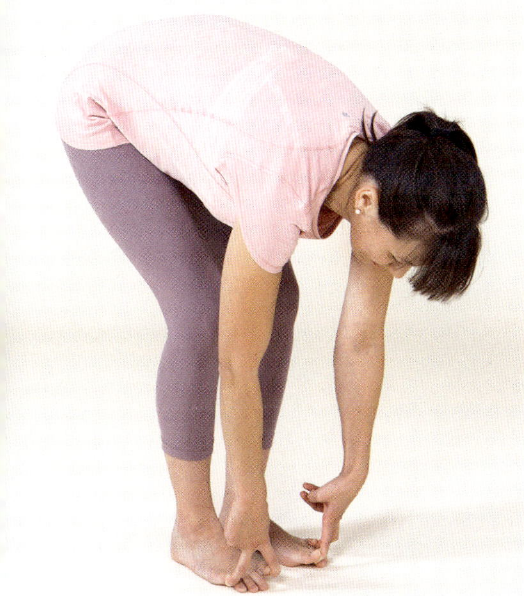

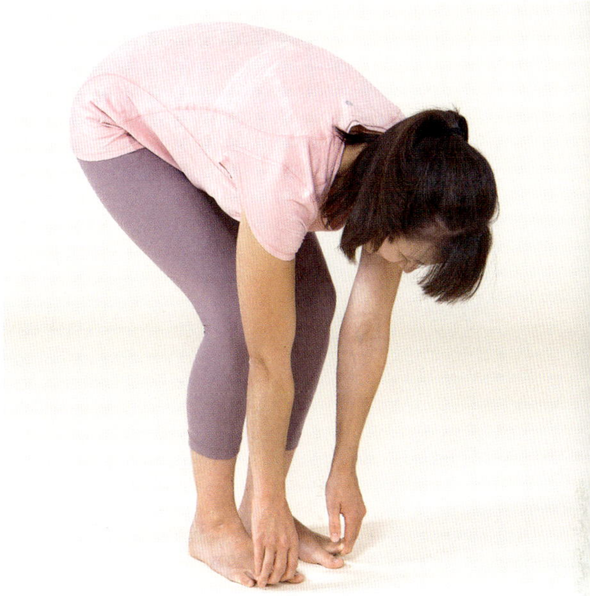

* Heben Sie die großen Zehen und die kleinen Zehen in die Luft.
* Drücken Sie die anderen drei Zehen auf den Boden.
* Üben Sie heiter und gelöst und vergessen Sie das tiefe Atmen nicht.

* Drücken Sie die großen Zehen und die kleinen Zehen in den Boden.
* Heben Sie die jeweils anderen drei Zehen in die Luft.
* Üben Sie heiter und gelöst und vergessen Sie das tiefe Atmen nicht.

Wirkung

Diese Übung ist eine besondere Schulung für Konzentration und Koordination. Über die Zehen entspannt sich auch der gesamte Kopfbereich.

Wenn Ihnen das anfänglich zu schwierig erscheint, beginnen Sie mit einem Fuß und dann mit dem anderen. Sie können anfangs mit der Hand nachhelfen und die Zehen auf den Boden drücken. Nach zehnmaligem Wechsel schaffen Sie es meist, dass es auch ohne das Nachhelfen Ihrer Hand funktioniert.

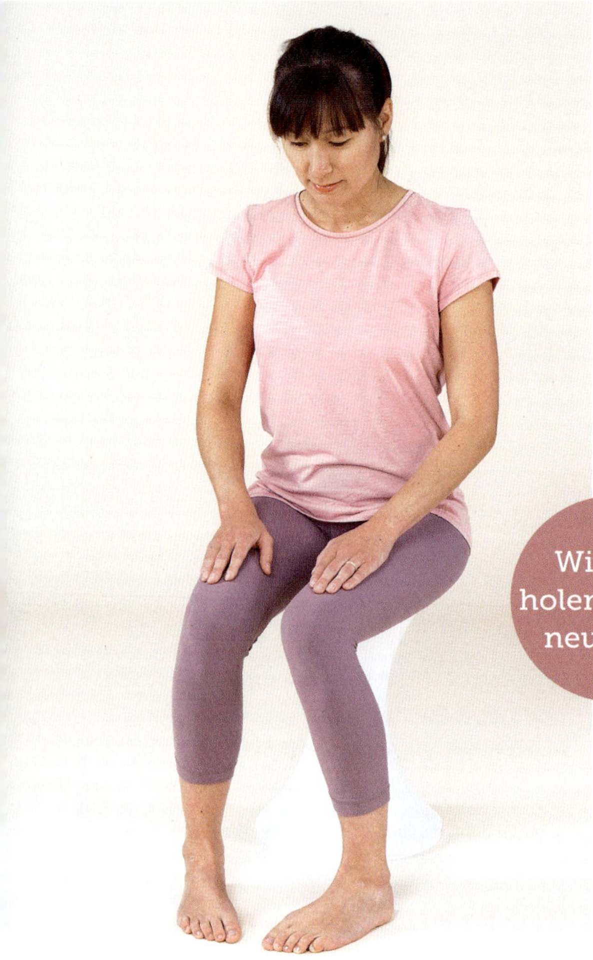

Fußbeweglichkeit

- Setzen Sie sich auf einen Stuhl.
- Üben Sie heiter und gelöst und halten Sie bitte niemals den Atem an.
- Stellen Sie beide Füße auf den Boden.
- Bewegen Sie beide Füße auf dem Boden zueinander und voneinander weg (ohne abzuheben).
- Wiederholen Sie dies mindestens neunmal.

Wiederholen Sie das neunmal.

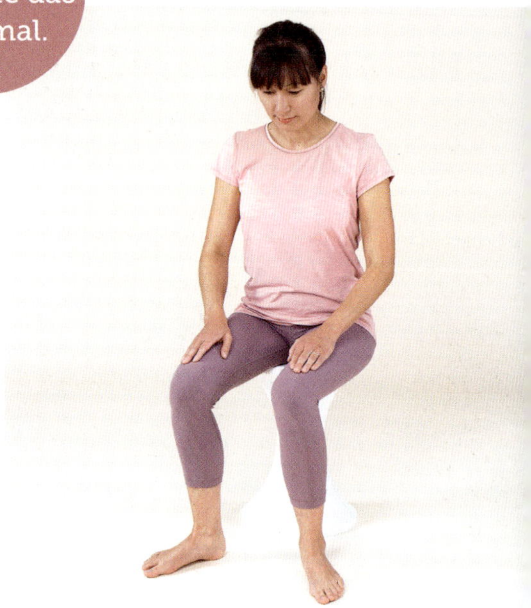

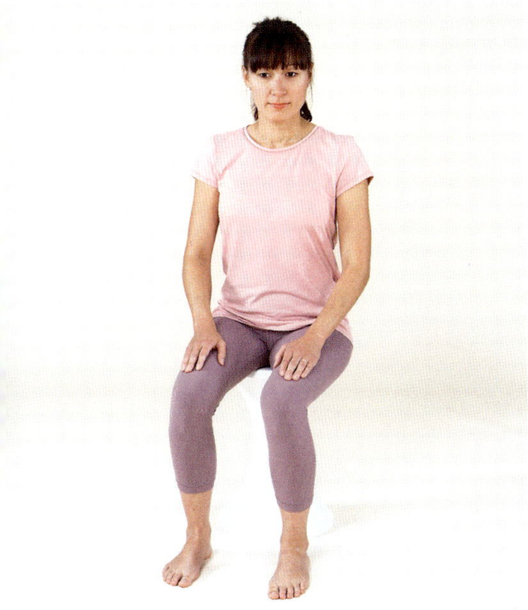

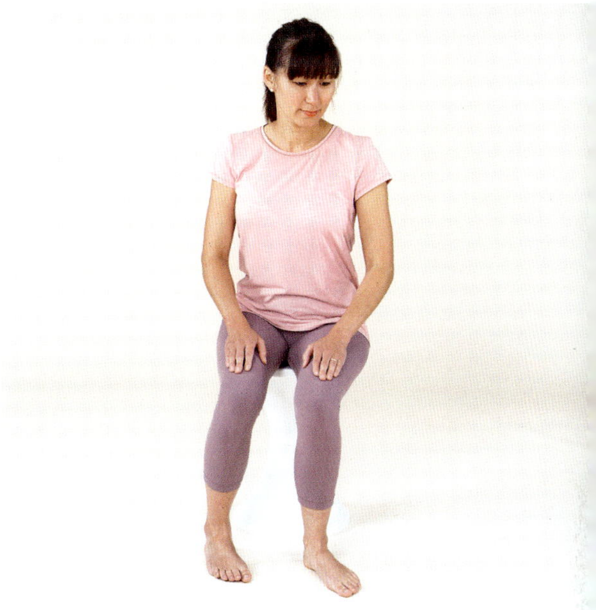

* Bewegen Sie dann beide Füße parallel in eine Richtung.
* Wiederholen Sie dies mindestens neunmal.

* Bewegen Sie dann beide Füße parallel in die andere Richtung.
* Wiederholen Sie dies mindestens neunmal.

Wirkung

Durch das Nach-innen-und außen-Bewegen der Füße wird im Fußgelenk die Gelenkschmiere gebildet, die Bänder gedehnt und die Muskulatur gekräftigt.

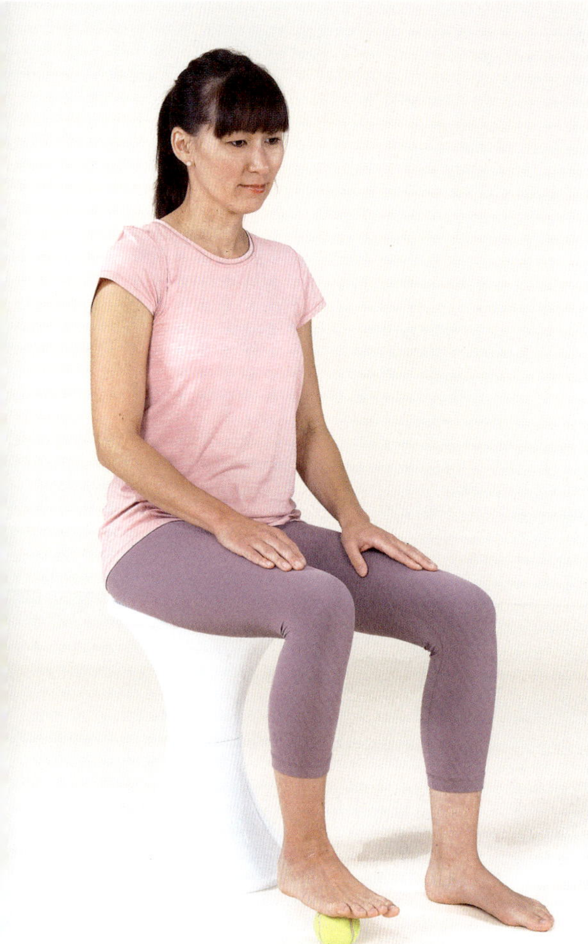

Bindegewebe (Faszien) stärken

In der Eutonie-Schule Gerda Alexanders in Kopenhagen wurden seit Mitte des zwanzigsten Jahrhunderts Tennisbälle als äußerst wirksames Hilfsmittel in der Körpertherapie verwendet. Durch die Schmerzspezialisten Liebscher und Bracht haben sie ein Revival erlebt.

Auf Fühlen, Spüren und Wahrnehmen wird in der Eutonie besonders Wert gelegt. Es kann anfänglich sehr schmerzhaft sein kann, sich auf zwei Tennisbälle zu legen, doch durch Hinwendung und Übung verändert sich das Bindegewebe, und der Schmerz löst sich nach einer gewissen Zeit auf.

- Setzen Sie sich auf einen Stuhl.
- Üben Sie heiter und gelöst und halten Sie niemals den Atem an.
- Lächeln Sie.
- Rollen Sie einen Tennisball unter Ihrem Fuß von den Fersen zu den Zehen und von den Zehen zu den Fersen mehrmals hin und her, ideal wären drei Minuten.
- Verstärken Sie langsam den Druck auf den Tennisball.
- Wechseln Sie dann den Fuß.

* Stellen Sie sich auf beide Füße.
* Rollen Sie nun den Tennisball unter Ihrem Fuß von der Ferse zu den Zehen und den Zehen zur Ferse mehrmals hin und her, ideal wären drei Minuten.
* Verstärken Sie langsam den Druck auf den Tennisball.
* Wechseln Sie dann den Fuß.

Sie können mit dem Tennisball auch sehr gut Ihre Füße massieren.

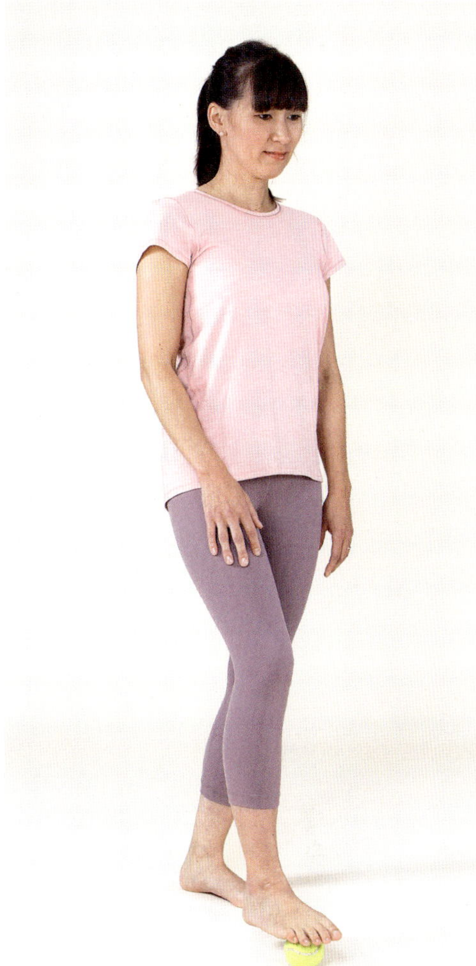

Wirkung

Es wäre gut, wenn Sie im Büro und auch zu Hause immer zwei Tennisbälle bereitliegen hätten. Denn diese spielerische Übung kann man auch nebenbei immer wieder ausführen. Sie stärkt auf beeindruckende Weise die Faszien – vor allem die Plantarfaszie im Fuß –, Lymphflüssigkeit wird ausgetauscht und der Stoffwechsel angeregt. Fortgeschrittene können auch einen Golfball benutzen.

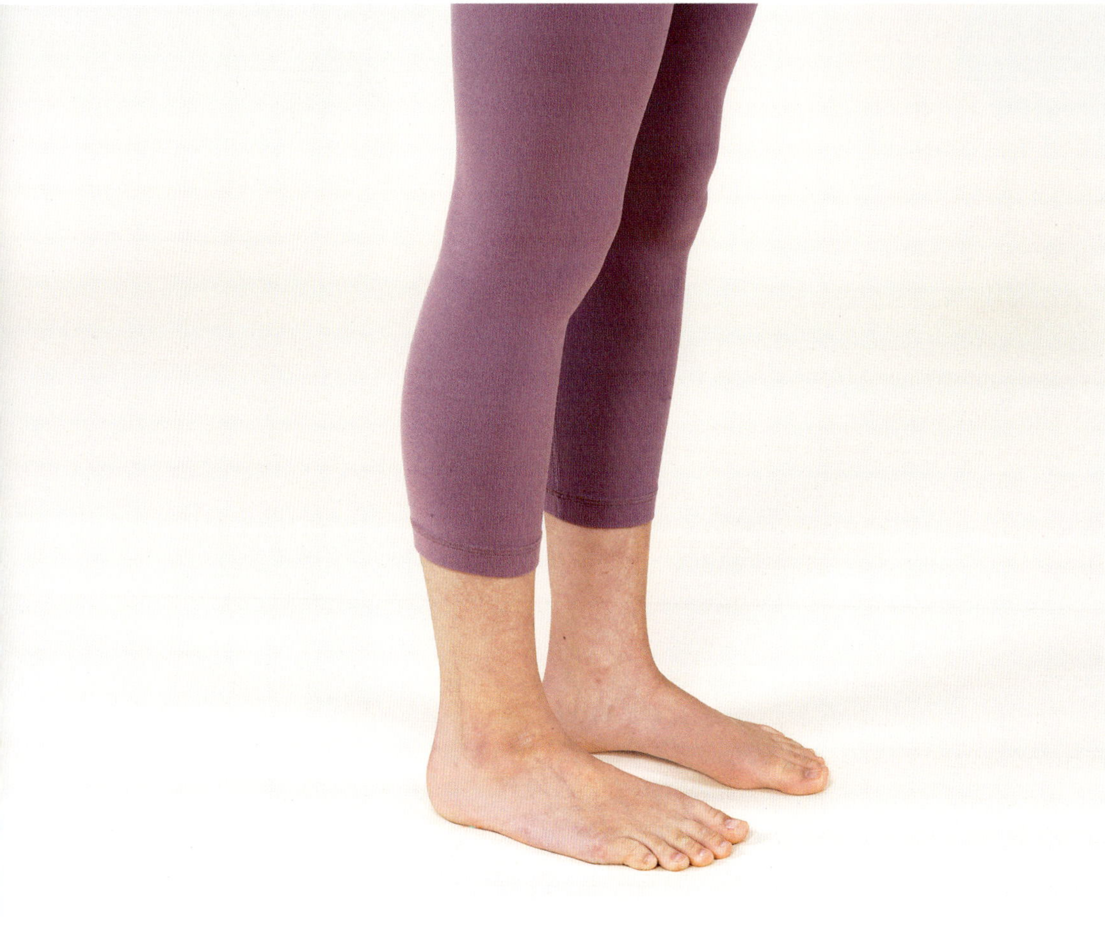

Fußraupe

- Stellen Sie sich mit beiden Füßen auf den Boden.
- Üben Sie heiter und gelöst und halten Sie niemals den Atem an.
- Robben Sie sich durch Einziehen der Zehen nach vorn.
- Die vorderen Zehengelenke werden dabei gebeugt, ohne dass sich die Zehen einkrallen.
- Die Bewegung Ihres Fußes sollte aus den Zehengrundgelenken kommen.
- Die Bewegung des Fußes gleicht der einer Raupe.

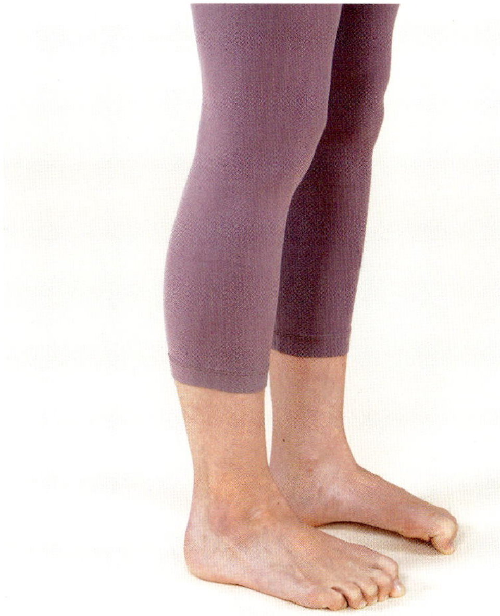

Wirkung

Die Fußraupe kräftigt die Quergewölbe aufbauende Muskulatur und ist die beste Gesundheitsvorsorge – sie öffnet automatisch Ihre Sprudelnde Quelle, Ihr Fußchakra. Wenn Sie am Schreibtisch sitzen, können Sie immer mal wieder die Fußraupe üben. Auch für lange Warteschlangen oder weite Zugreisen ist die Fußraupe bestens geeignet.

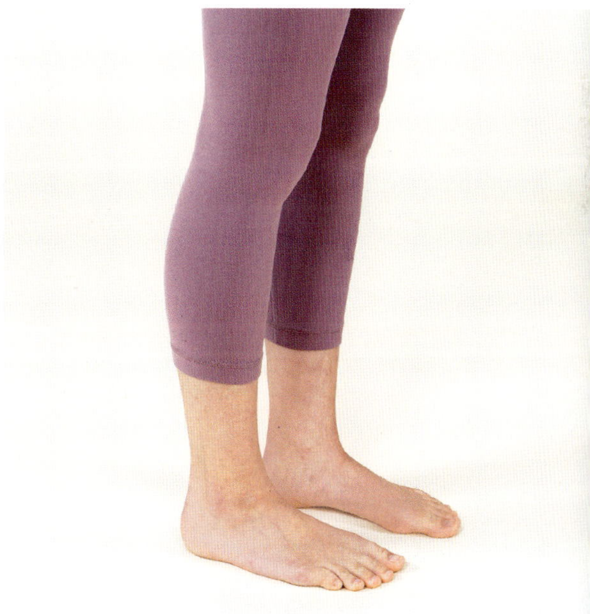

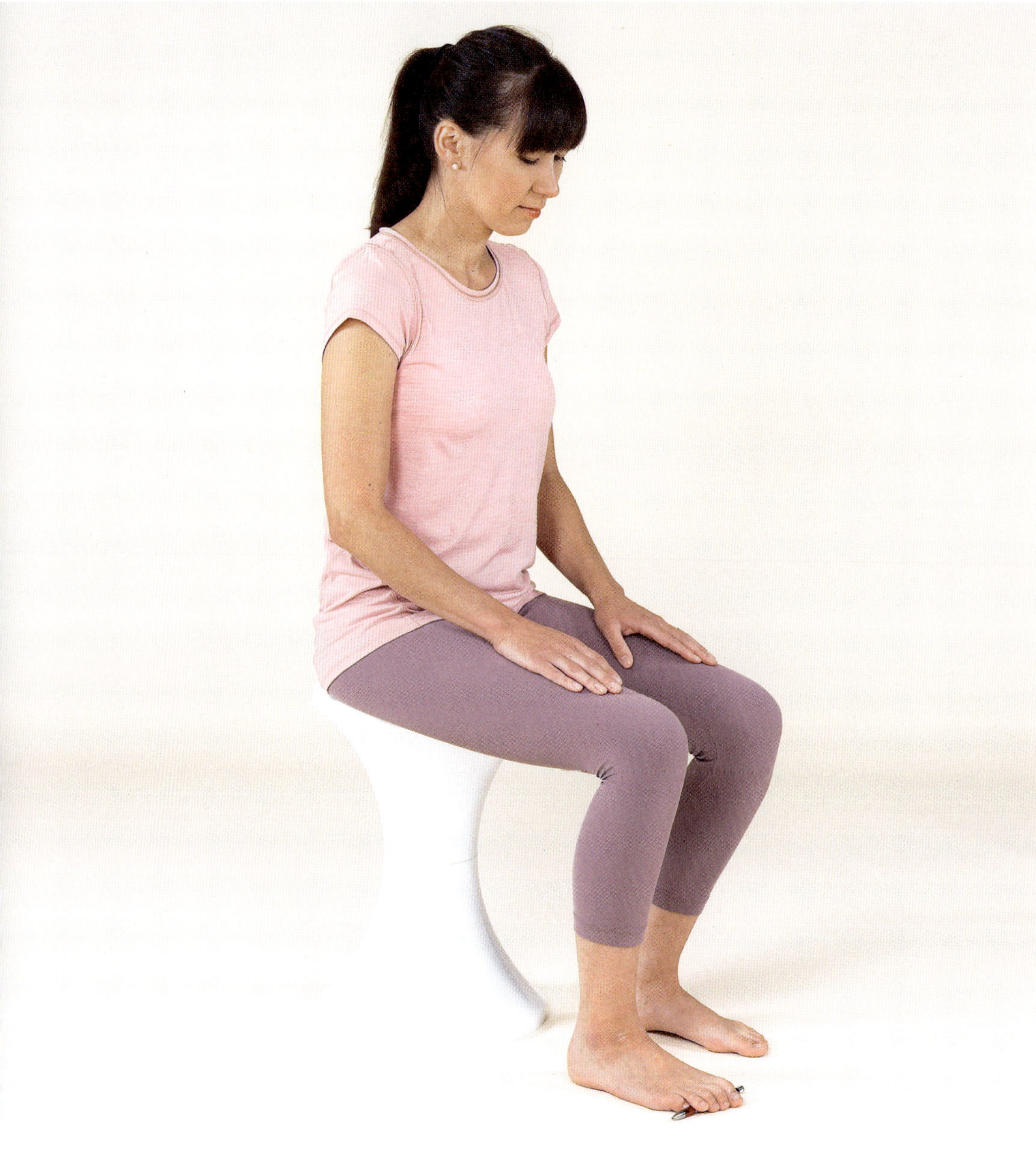

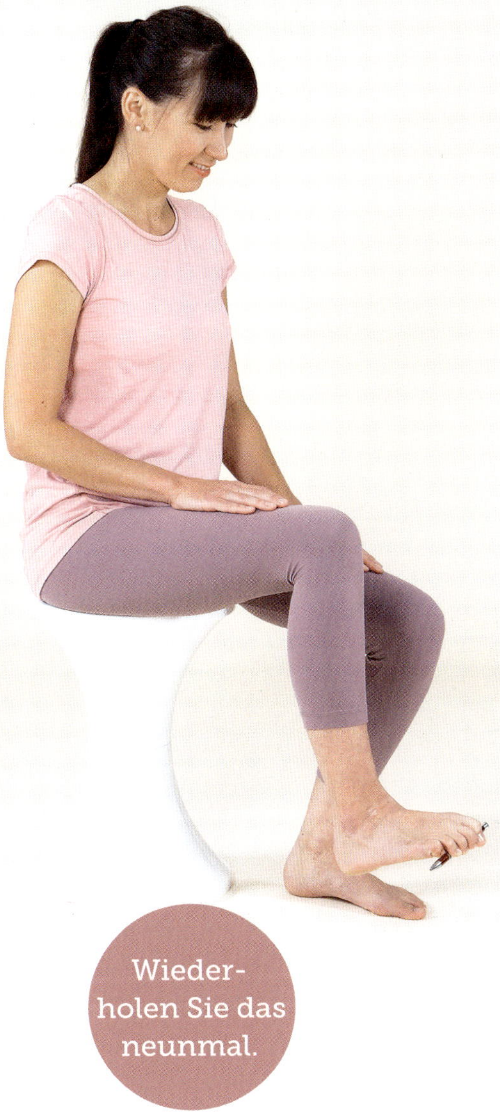

Wieder-
holen Sie das
neunmal.

Zehenbeweglichkeit

- Setzen Sie sich auf einen Stuhl.
- Üben Sie heiter und gelöst und halten Sie bitte niemals den Atem an.
- Legen Sie einen dicken Stift vor sich auf den Boden.
- Versuchen Sie, den Stift mit allen Zehen eines Fußes zu greifen.
- Legen Sie den Stift auf Ihren Oberschenkel.
- Wiederholen Sie dies neunmal.
- Wechseln Sie dann zum anderen Fuß.

Sie werden feststellen, dass das gar nicht so einfach ist. Sie können aber auch mit einem anderen Gegenstand beginnen, z. B. einem Tuch. Dann üben Sie mit einem dickeren Stift, bis Sie schließlich einen normalen Kugelschreiber aufheben können.

Wirkung

Diese Übung fördert die Geschicklichkeit und die Gewandtheit Ihrer Zehen und kräftigt Ihre Fußmuskulatur.

Man kann die Übung auch auf dem Boden als Partner- oder Familienübung durchführen – Spaß garantiert!

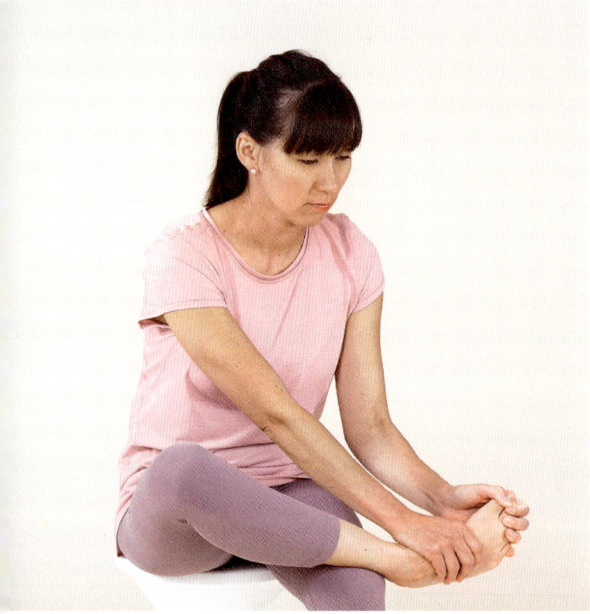

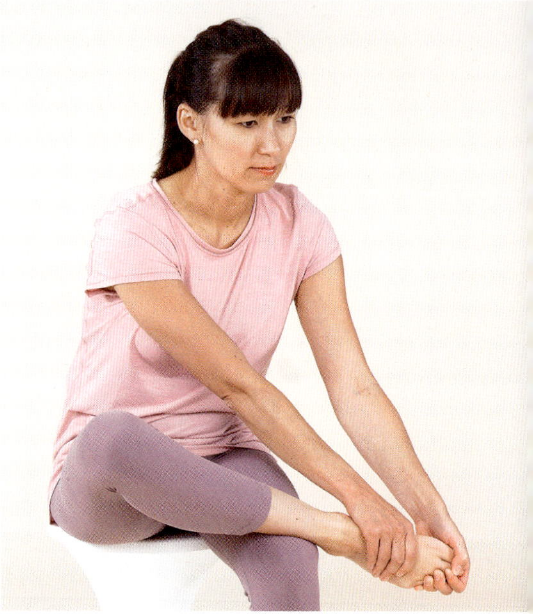

Gelenkschmiere

Mittelfußgelenk kreisen

* Sie sich auf einen Stuhl.
* Legen Sie ein Bein auf den Oberschenkel des anderen Beins.
* Umfassen Sie mit beiden Händen Ihren Vorderfuß.
* Halten Sie mit der einen Hand das Mittelfußgelenk stabil.
* Drehen Sie mit der anderen Hand nur den Vorderfuß so groß wie möglich nach innen und nach außen.
* Kreisen Sie in beide Richtungen mindestens neunmal.
* Wechseln Sie dann den Fuß.

Wirkung

Für viele wird dies eine neue Erfahrung sein, denn das Mittelfußgelenk ist meist nicht so bekannt. Wir kennen in der Regel nur das Sprunggelenk. Die Übung bewirkt, dass man weicher und geschmeidiger gehen kann.

Ganzen Fuß kreisen

- Setzen Sie sich auf einen Stuhl.
- Legen Sie ein Bein auf den Oberschenkel des anderen Beins.
- Halten Sie mit der einen Hand Ihren Fuß an beiden Knöcheln stabil.
- Umfassen Sie mit der anderen Hand Ihren Fuß.
- Kreisen Sie mit dem ganzen Fuß so groß wie möglich nach innen und außen.
- Wechseln Sie dann den Fuß.

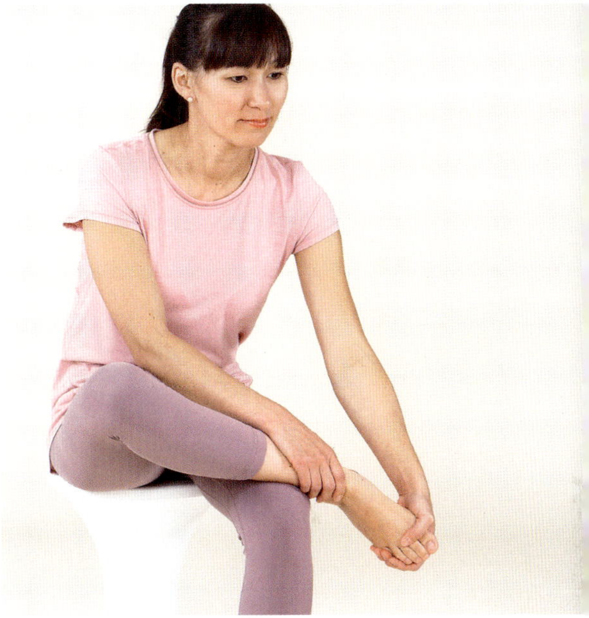

Wirkung

Das Fußgelenk wird durch das Kreisen geschmiert, und Ihre Sehnen und Bänder werden gestärkt.

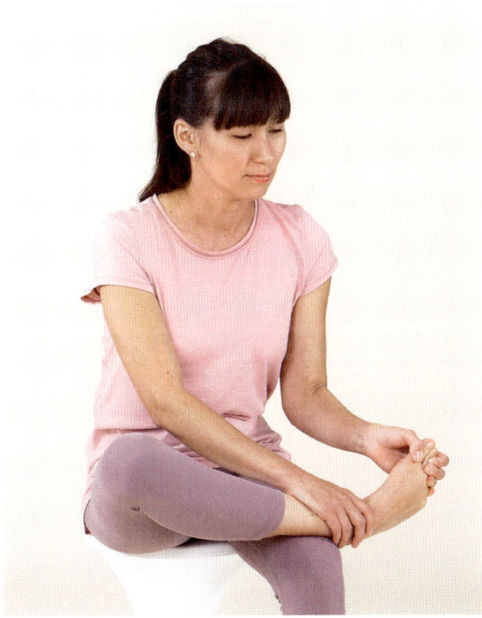

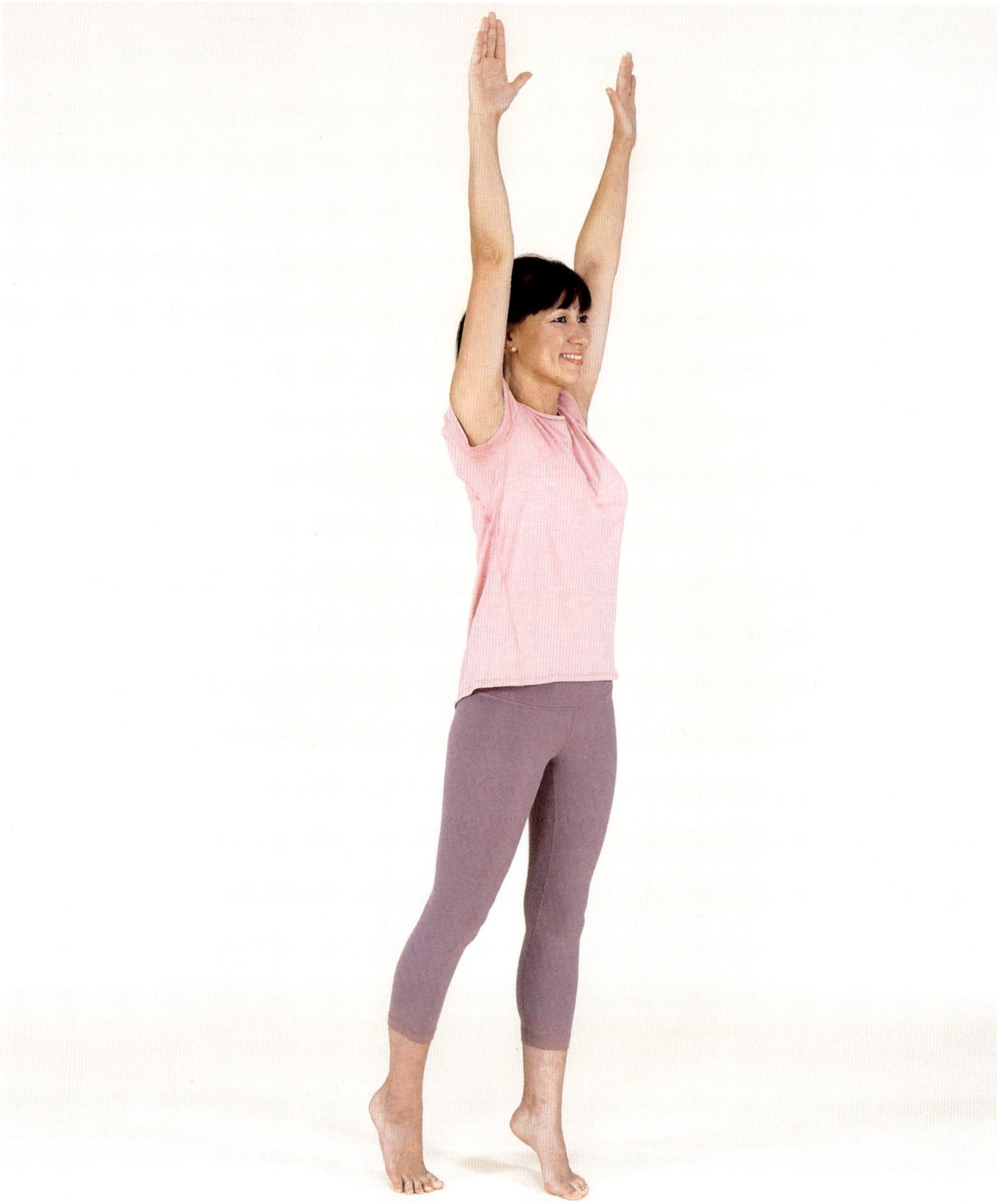

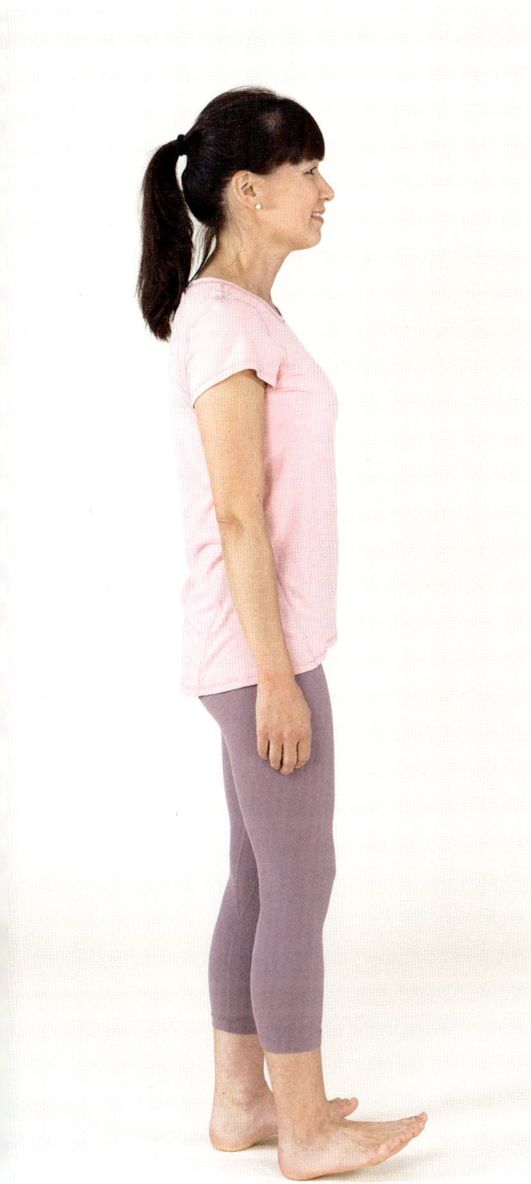

Muskeln und Sehnen kräftigen

- Spielen Sie öfter mal »sterbender Schwan«.
- Gehen Sie auf Zehenspitzen vorwärts.
- Strecken Sie dabei beide Arme nach oben.
- Nehmen Sie dann die Arme nach unten.
- Wechseln Sie mit Ihrem Gewicht auf die Fersen und gehen Sie rückwärts mit angehobenem Vorderfuß die Strecke wieder zurück.

Wirkung

Das Gleichgewicht wird gestärkt, und Muskeln und Sehnen werden gekräftigt.

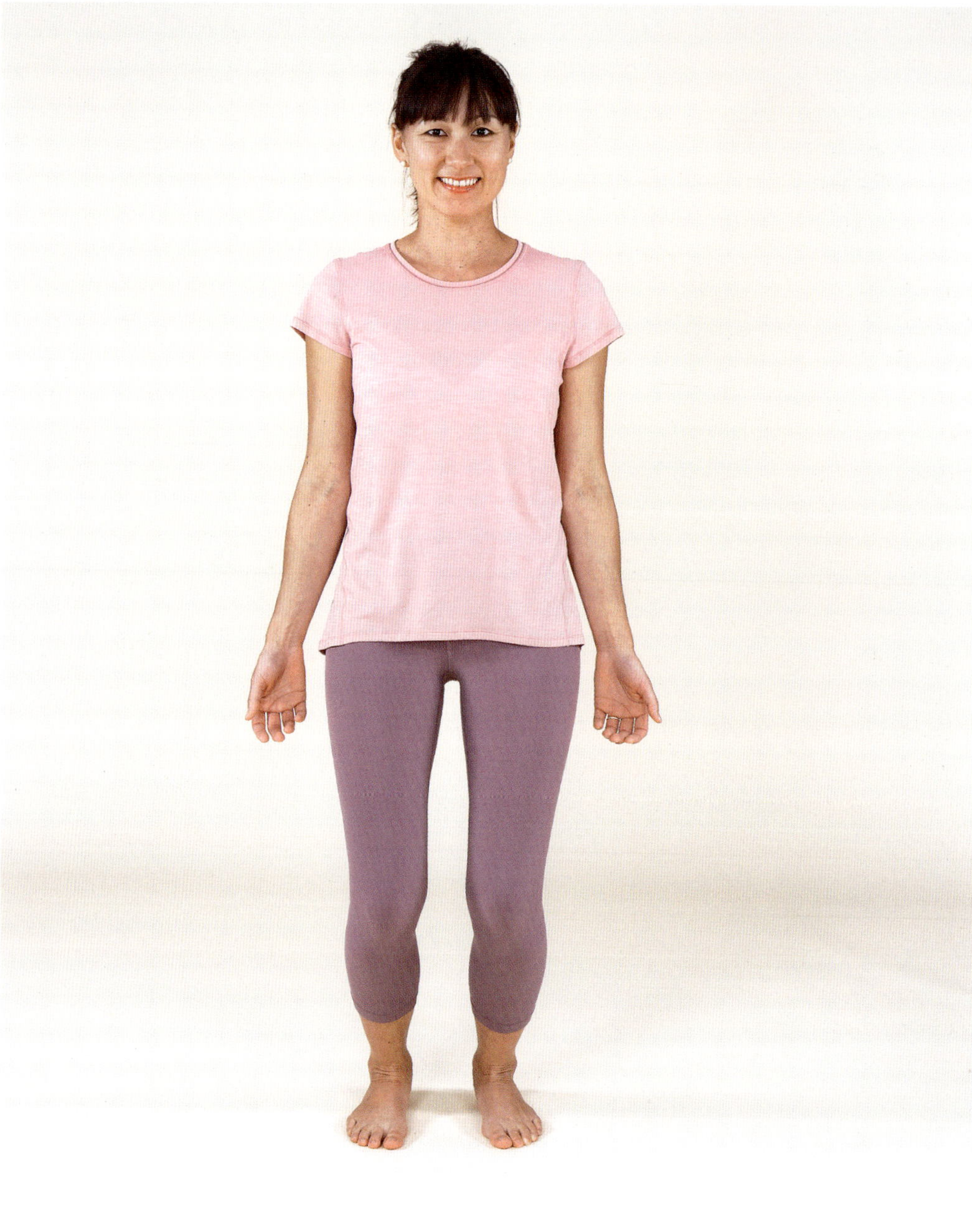

Haltungsfehler beheben

Fußschmerzen sind oft die Folge, weil man sich beim Sitzen, Gehen und Stehen nicht im Lot befindet. Diese Haltungsfehler können wir durch das Üben an einer Wand spüren und ausgleichen. Dabei spielt auch die innere Haltung, d.h. die Körperspannung, eine große Rolle. Die Aufrichtung ist die Voraussetzung für die richtige Belastung in allen Gelenken, sodass Fehlbelastungen in den Füßen korrigiert werden können.

* Suchen Sie sich einen freien Platz an einer Wand oder Tür.
* Die Füße stehen parallel und hüftbreit auseinander.
* Die Fersen sind drei bis fünf Zentimeter von Wand oder Tür entfernt.
* Die Arme hängen locker nach unten. Die Achselhöhlen sind frei und entspannt.
* Schmiegen Sie sich nun an die Wand, möglichst von Kopf bis Becken.
* Versuchen Sie, den gesamten Rücken ohne Abstand sanft an die Wand zu drücken.
* Entspannen Sie zwischen den Augenbrauen (drittes Auge), lassen Sie Ihre Lider sinken. Das innere Lächeln entsteht.
* Atmen Sie heiter, tief, sanft und langsam durch die Nase ein uns aus.
* Nehmen Sie sich Zeit, um diese Erfahrung in Ihr Körperbewusstsein sinken zu lassen.
* Beugen Sie langsam beide Knie über die Mitte Ihres Fußes. Die Kniespitze sollte über der zweiten und dritten Zehe sein.
* Spüren Sie über die Rückseite Ihres Kopfes und Ihres Rückens bis zur Lendenwirbelsäule sozusagen in die Wand hinein.
* Gleiten Sie langsam auf und ab, ohne den Kontakt zur Wand zu verlieren.
* Nehmen Sie sich wieder Zeit, um diese Erfahrung in Ihr Körperbewusstsein sinken zu lassen.
* Geduld und Heiterkeit sind bei dieser Übung sehr hilfreich.

* Gehen Sie einen Schritt von der Wand weg.
* Stellen Sie sich aufrecht hin, die Füße stehen parallel und hüftbreit auseinander.
* Verlagern Sie Ihr Gewicht zu sechzig Prozent auf die Fersen. Achten Sie darauf, dass die Zehen am Boden bleiben.
* Um das innere Lot deutlich zu spüren, ist es nun wichtig, sich mehrmals mit sanftem Vor- und Rückschwingen aus dem Gleichgewicht zu bringen.
* Verlagern Sie dazu das Gewicht von den Fersen auf die Zehen und wieder zurück. Die Füße bleiben dabei komplett auf dem Boden, bitte nicht die Zehen anheben.
* Kippen Sie Ihr Becken leicht nach vorn, damit Sie nicht im Hohlkreuz stehen.
* Nach mehrmaligem Hin-und-her-Schwingen erfahren Sie meist deutlich Ihre innere Mitte, Ihr Lot.

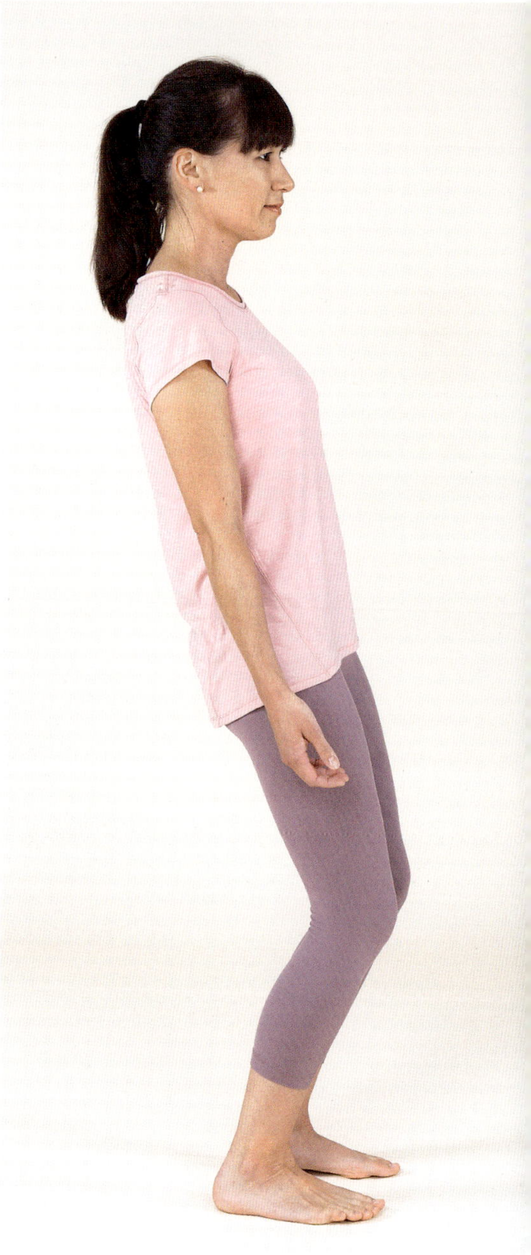

Wirkung

Diese Übung ist wichtig für die Aufrichtung und das Gleichgewicht. Über eine korrekte Haltung belasten Sie Ihre Füße richtig, und Fußprobleme können erst gar nicht entstehen.

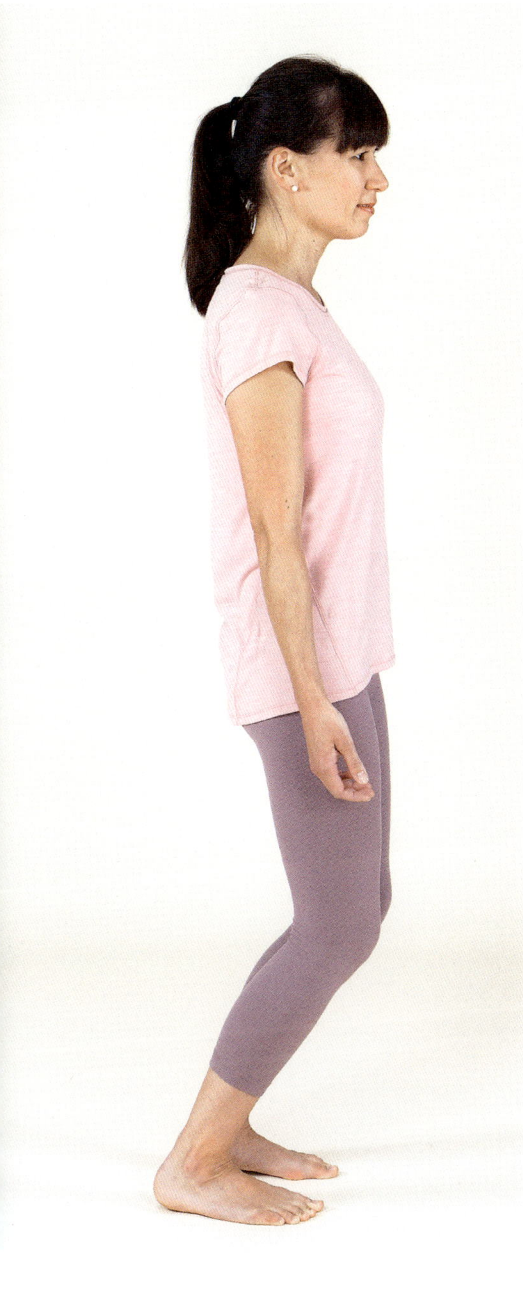

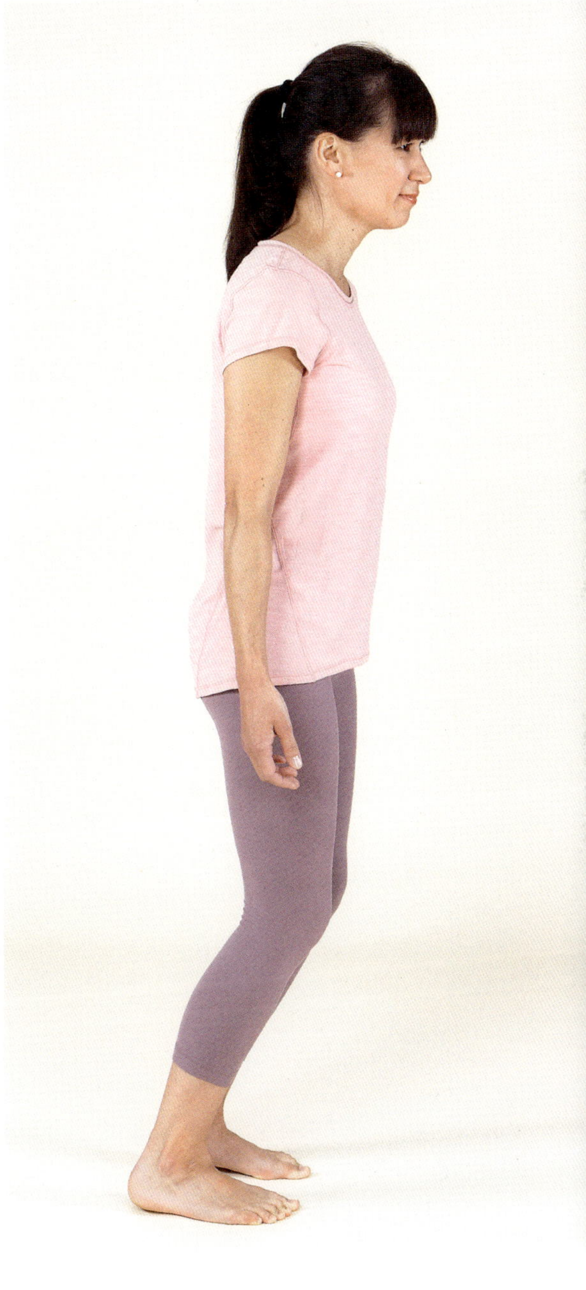

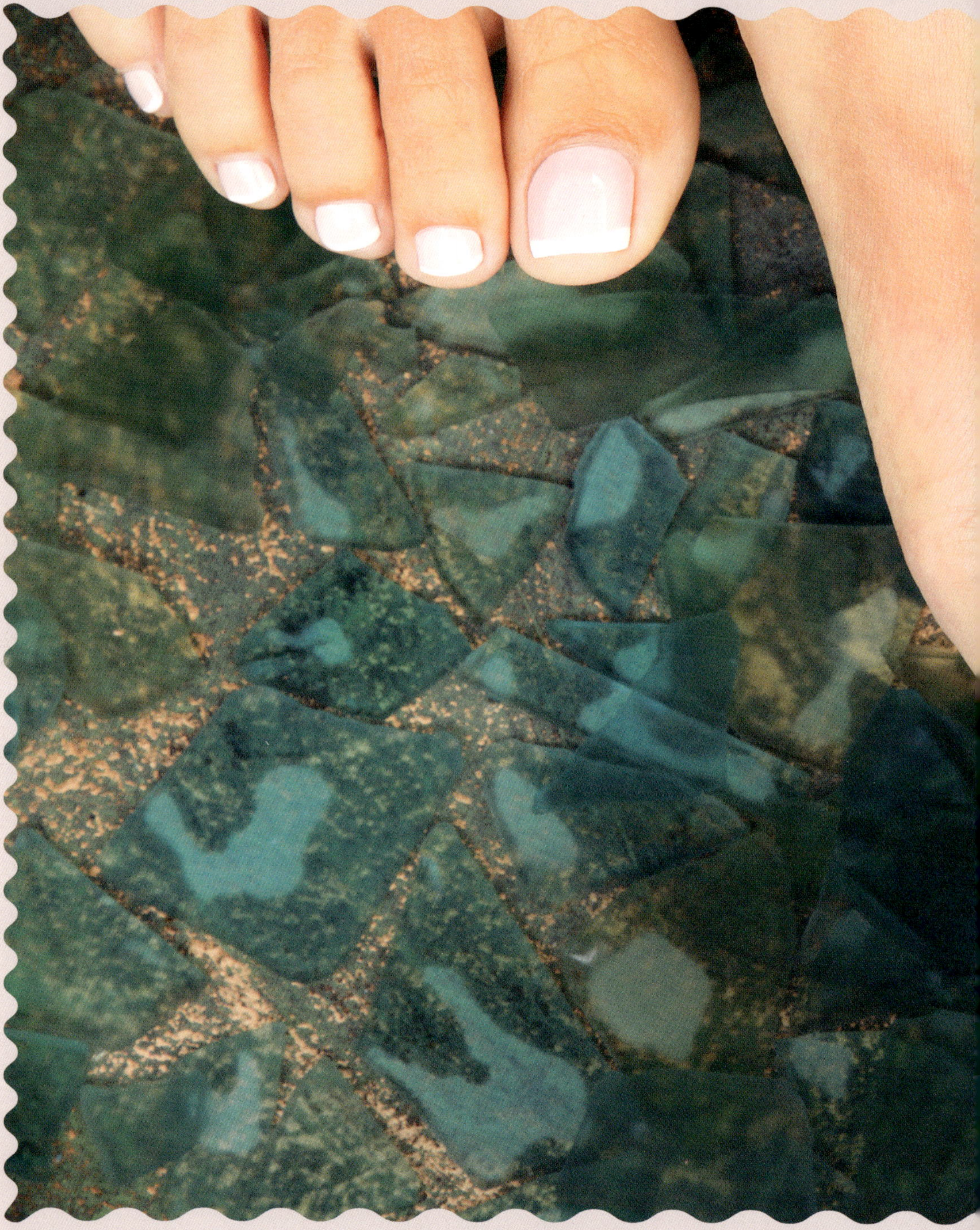

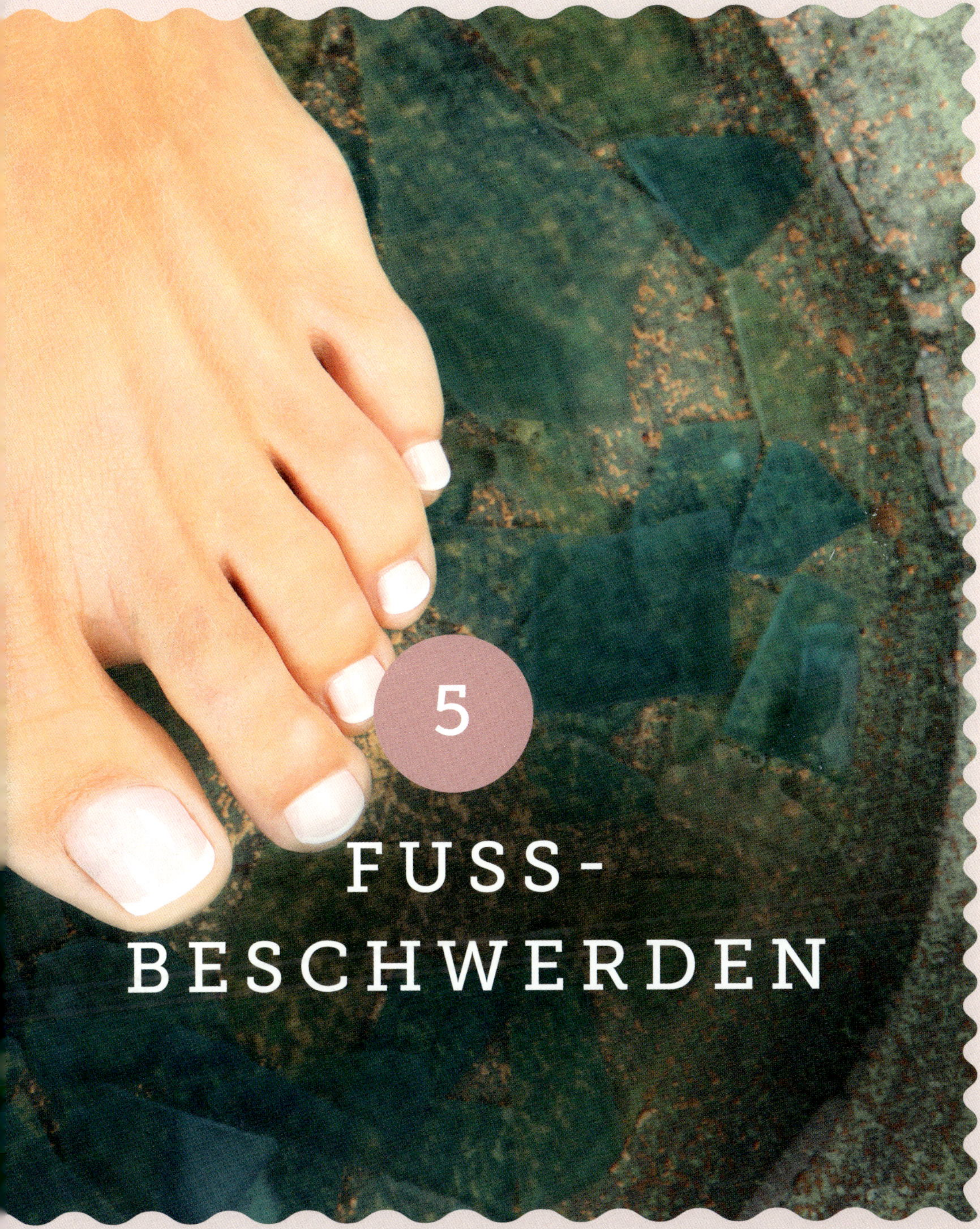

5 FUSS-BESCHWERDEN

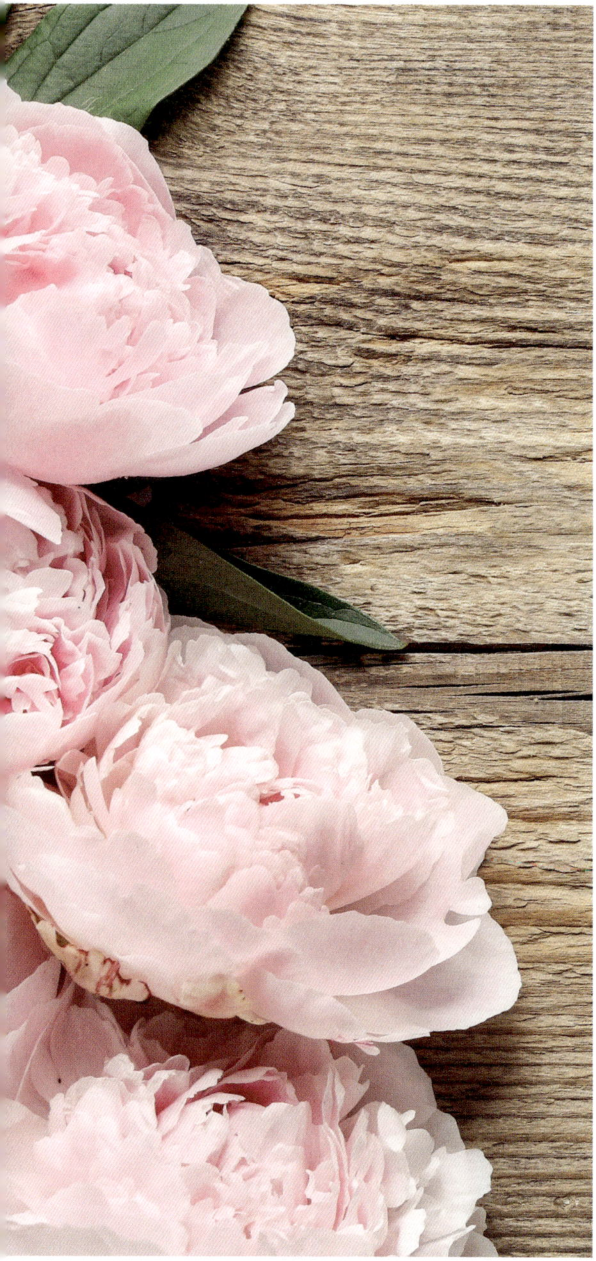

Was tun bei Fußbeschwerden?

Unter welchen Fußbeschwerden Sie auch immer leiden, die wenigsten davon sind angeboren. Alle Fußschmerzen entstehen letztlich durch Haltungs- und Bewegungsfehler. Bei allen Beschwerden gilt immer: Lenken Sie Ihre Konzentration, Ihre Wahrnehmung, Ihre Liebe auf die Stelle des Fußes, die gerade schmerzt.

Normalerweise zieht man sich bei Schmerzen zurück, meine Erfahrung hat jedoch gezeigt, dass sie sich am besten mit Hinwendung, Hinspüren und Liebe auflösen lassen.

DIESE BASICS SOLLTEN SIE GENERELL BEACHTEN

Wenden Sie sich Ihren Füßen immer wieder liebevoll zu.

Lassen Sie Ihr inneres Lächeln entstehen und atmen Sie langsam, sanft und ruhig durch die Nase ein und aus.

Wählen Sie Schuhe, in denen sich Ihre Füße wohlfühlen, Platz genug haben und atmen können.

Für Frauen, die gerne Absätze tragen, empfehle ich, die Höhe immer wieder zu wechseln, damit sich bei jedem Schritt das Becken frei bewegen und mitschwingen kann.

Üben Sie so häufig wie möglich das Stehen an der Wand und im Lot, denn das verbessert nach einiger Zeit automatisch Ihre Aufrichtung. Achten Sie dabei ganz besonders darauf, dass sich die gebeugten Knie exakt über der Mitte Ihres Fußes befinden (2./3. Zehe).

Beugen Sie so oft wie möglich Ihre große Zehe oder auch alle Zehen nach unten. Wie Sie bereits wissen, öffnet das Ihre Sprudelnde Quelle, und Sie versorgen sich dadurch mit frischer Energie.

Gehen Sie so achtsam und sanft wie möglich. Seien Sie bei jedem Schritt ganz wach und präsent und erspüren Sie die verschiedenartige Beschaffenheit der Böden.

Hallux valgus

Von Hallux valgus sind vor allem Frauen betroffen, weil sie ein schwächeres Bindegewebe haben und durch Schuhformen, die diese Fehlentwicklung begünstigen.

Bei Hallux valgus ist die Biomechanik des Großzehengrundgelenks des Fußes gestört. Interessanterweise geht diese Abweichung vom ersten Mittelfußknochen aus, so zieht sich die große Zehe mit den anderen Zehen nach außen. Meist entstehen bei den anderen Zehen Hammer- und Krallenzehen, d.h., die Muskulatur in den Grundzehengelenken verkürzt sich drastisch. Das Quergewölbe ist eingesunken, und der Ballenbereich verbreitert sich.

Diese Übungen können Sie tagsüber immer wieder einbauen, egal ob Sie irgendwo warten müssen, in der U-Bahn oder im Büro am Schreibtisch sitzen. Die Konzentration auf die Außenkanten der Fersen wird auch im Stillen Qigong betont, bei den Stehübungen und sogar im Sitzen.

HALLUX-ÜBUNG

* Stehen Sie aufrecht, die Füße hüftbreit auseinander und die Knie geöffnet.
* Lassen Sie Ihre Lendenwirbelsäule absinken (wie auf einem Barhocker absetzen).
* Achten Sie darauf, dass sich Ihr Schultergürtel genau über Ihrem Becken befindet.
* Dehnen Sie Ihren Nacken sanft nach unten, damit sich Ihr Kronenchakra öffnet und Sie sich im Lot befinden.
* Drücken Sie bewusst Ihre großen Zehen, Ihre kleinen Zehen und die Außenkanten Ihrer Fersen in den Boden.
* Spüren Sie, wie sich dabei Ihr Fußgewölbe hebt.
* Vielleicht nehmen Sie auch wahr, wie sich Ihre Knie nach außen öffnen, ebenso Ihre Leisten. Durch diese innere Körperspannung entsteht Ihre Aufrichtung automatisch.

Plattfuß, Senkfuß

Der Plattfuß kann zwar angeboren sein, ist jedoch meist eine Folge von Fehlern bei der Aufrichtung. Man spricht von einer Fußfehlstellung, bei der das Längsgewölbe des Fußes eingesunken zu sein scheint. Die Beschwerden lokalisieren sich meist am inneren Fußrand, Betroffene klagen jedoch auch über Schmerzen in den Waden, in den Knien, den Oberschenkeln, in der Hüfte oder im Rücken.

Beim Senkfuß ist das Längsgewölbe des Fußes abgeflacht. Steht der Knöchel auf der Innenseite deutlich heraus, liegt sogar ein Knickfuß vor. Der Senkfuß ist immer bedingt durch eine Schwäche der Fußmuskulatur. Diese wirkt sich wie beim Plattfuß auf die Waden, die Knie, die Oberschenkel, die Hüfte und den Rücken aus.

ÜBUNGEN BEI PLATT- UND SENKFUSS

- Das A und O bei Plattfuß und Senkfuß ist das Barfußgehen. Trennen Sie sich so oft wie möglich von Ihren Schuhen. Gehen Sie spürend durch die Welt und lassen Sie Ihre Füße den Untergrund erfahren.
- Das in diesem Buch beschriebene Morgenritual muss zum festen Bestandteil Ihres Lebens werden.
- Spielen Sie mit Ihren Zehen Klavier, gehen Sie auf den Zehenspitzen, gehen Sie auf den Fersen. Überreichen Sie sich Waschlappen und Kugelschreiber mit den Zehen.
- Halten Sie Ihre Füße geschmeidig, beweglich und kräftig.
- Es sollten immer Schuhe getragen werden, die dem Fuß ein Höchstmaß an Beweglichkeit ermöglichen.

Pflegen Sie Ihre Füße durch Aufmerksamkeit.

Spreizfuß

Beim Spreizfuß ist das Fußgewölbe, das sich im Ballen des Vorderfußes befinden sollte, durchgetreten. Häufig hat das eine Schwiele unterhalb der zweiten und dritten Zehe zur Folge. Die Ursache ist auch hier die Schwäche der Fußmuskulatur. Beim Spreizfuß ist es meist nicht mangelnde Bewegung, sondern das Tragen von hochhackigen Pumps und Absatzschuhen. Bei hohem Absatz ist die Belastung auf den Vorderfuß auf ein Fünffaches erhöht.

SPREIZFUSS-ÜBUNG

* Die erste Maßnahme ist, flache Schuhe zu tragen oder barfuß zu gehen, soweit möglich. Das baut ganz allmählich Ihre Fußmuskulatur wieder auf.
* Das in diesem Buch beschriebene Morgenritual muss zum festen Bestandteil Ihres Lebens werden.
* Ergänzen Sie es durch die Übung mit dem Tennisball – er sollte bei Ihnen unter jedem Tisch liegen.

Hohlfuß

Der Hohlfuß ist eine meist angeborene Schwäche von Fußmuskulatur und Bändern. Die Zehen können dabei sehr stark gekrümmt und versteift sein, und durch einen unsicheren Gang kommt es leicht zu Verstauchungen.

HOHLFUSS-ÜBUNG

* Ihre Füße benötigen viel Liebe und Zuwendung. Sie können alle Massageübungen dieses Buches kombinieren, mit Konzentration und Hinwendung.
* Das in diesem Buch beschriebene Morgenritual muss zum festen Bestandteil Ihres Lebens werden.
* Ergänzen Sie es durch die Übung mit dem Tennisball – er sollte bei Ihnen unter jedem Tisch liegen.

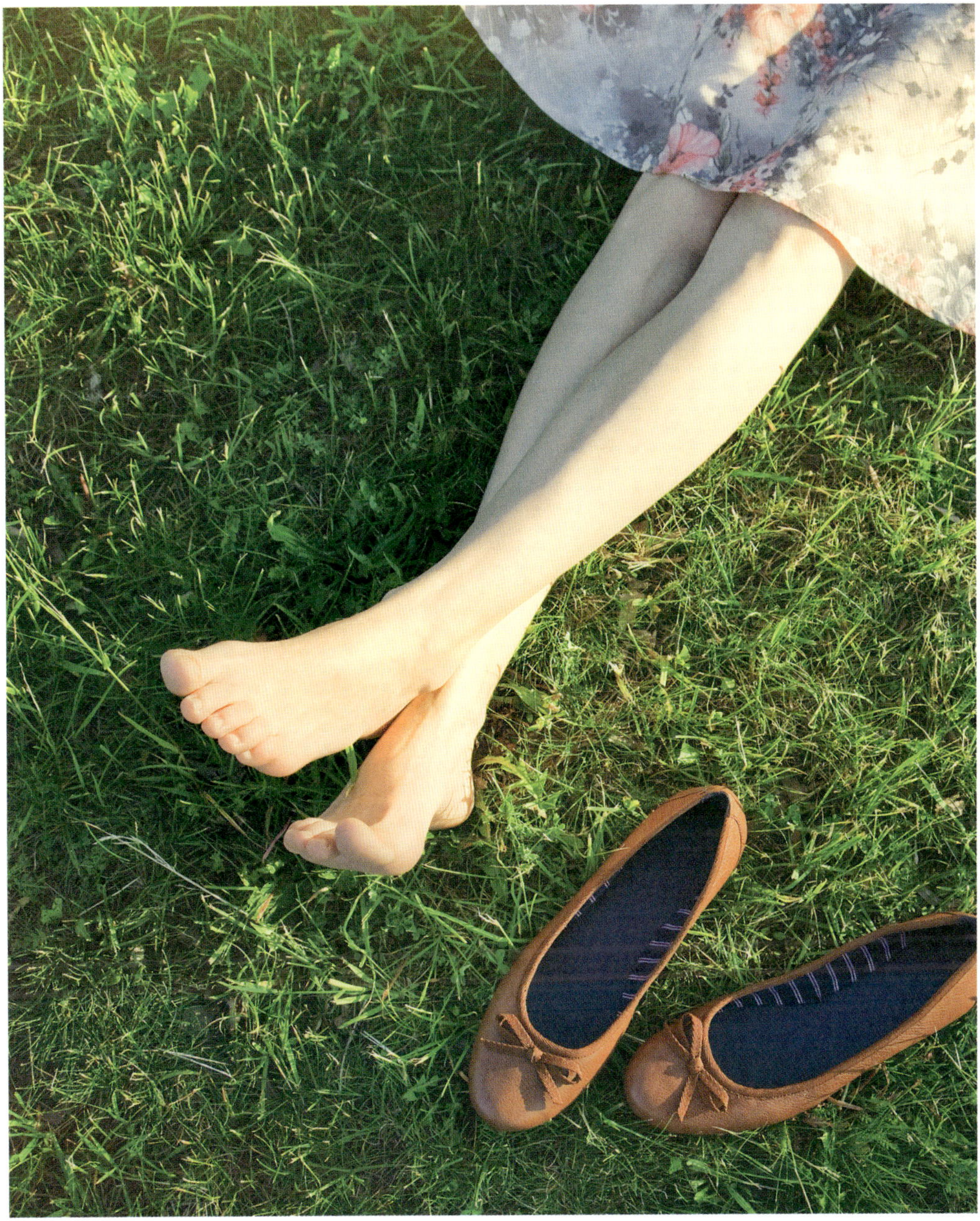

Fersensporn

Der Fersensporn ist ein knöcherner Sporn am Fersenbein. Er geht häufig mit einer Entzündung der Plantarsehne an der Fußsohle einher und ist eine der am häufigsten verbreiteten Fußschwächen. Eine Heilung dauert oft sehr lange, und die Beschwerden sind äußerst schmerzhaft, im Besonderen nach dem morgendlichen Aufstehen.

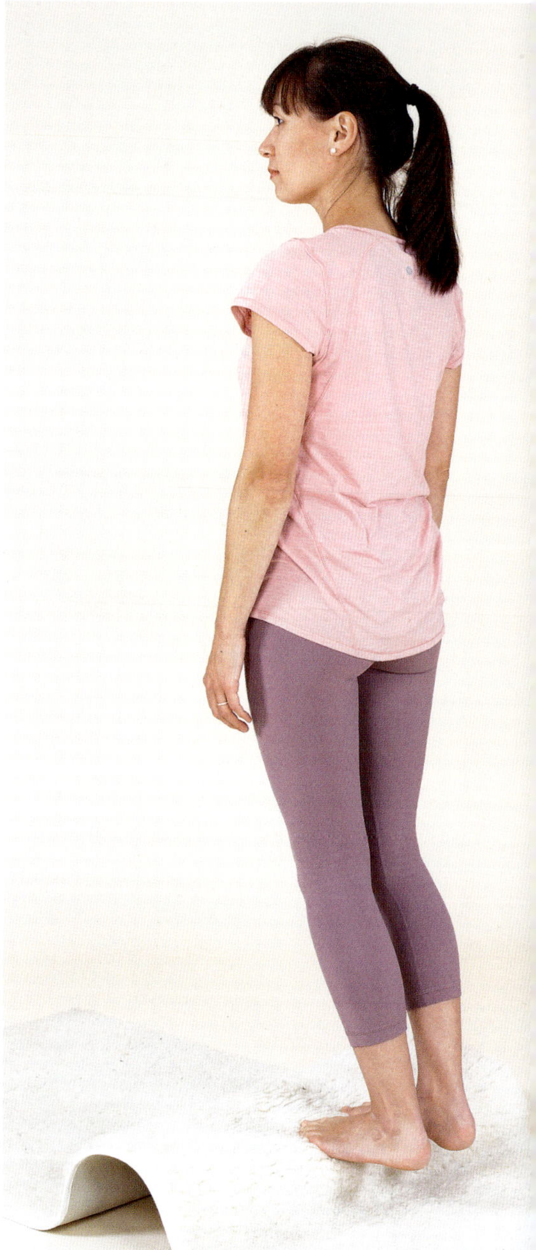

FERSENSPORN-ÜBUNG

- Stellen Sie sich mit beiden Füßen auf eine Stufe.
- Halten Sie sich am Geländer gut fest.
- Rutschen Sie mit beiden Füßen nach hinten, sodass nur noch die Ballen der Füße auf der Stufe stehen.
- Senken Sie die Fersen langsam und so weit wie möglich nach unten und stellen Sie den Fuß dann wieder gerade.
- Wiederholen Sie das anfänglich eine Minute lang und steigern Sie auf drei Minuten.
- Gehen Sie häufig auf Zehenspitzen.
- Steigern Sie von einer Minute auf mindestens drei Minuten.
- Ein Tennisball zur Fußmassage sollte bei Ihnen unter jedem Tisch liegen.

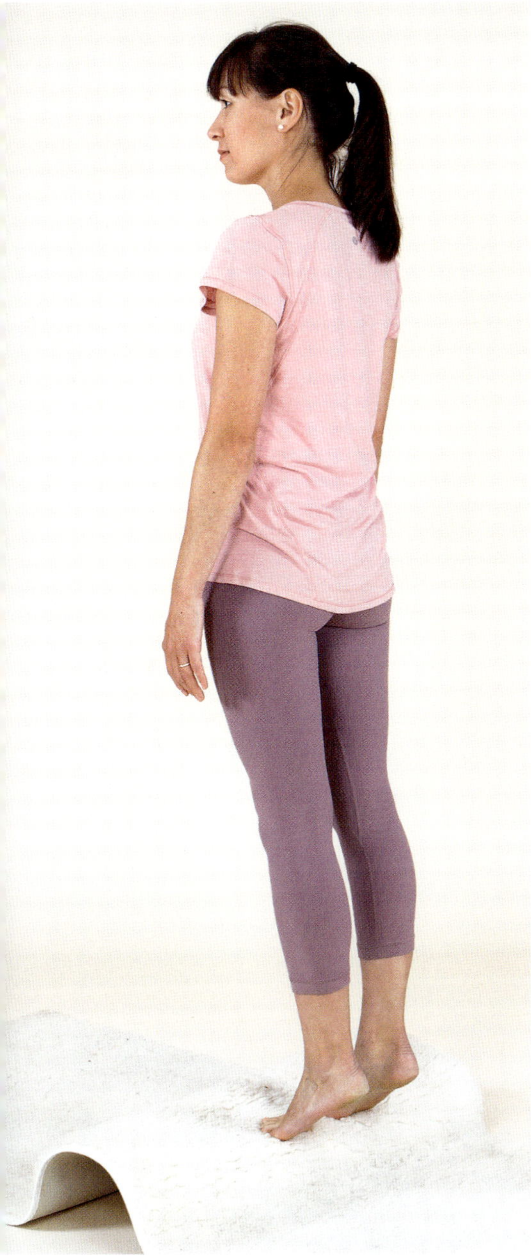

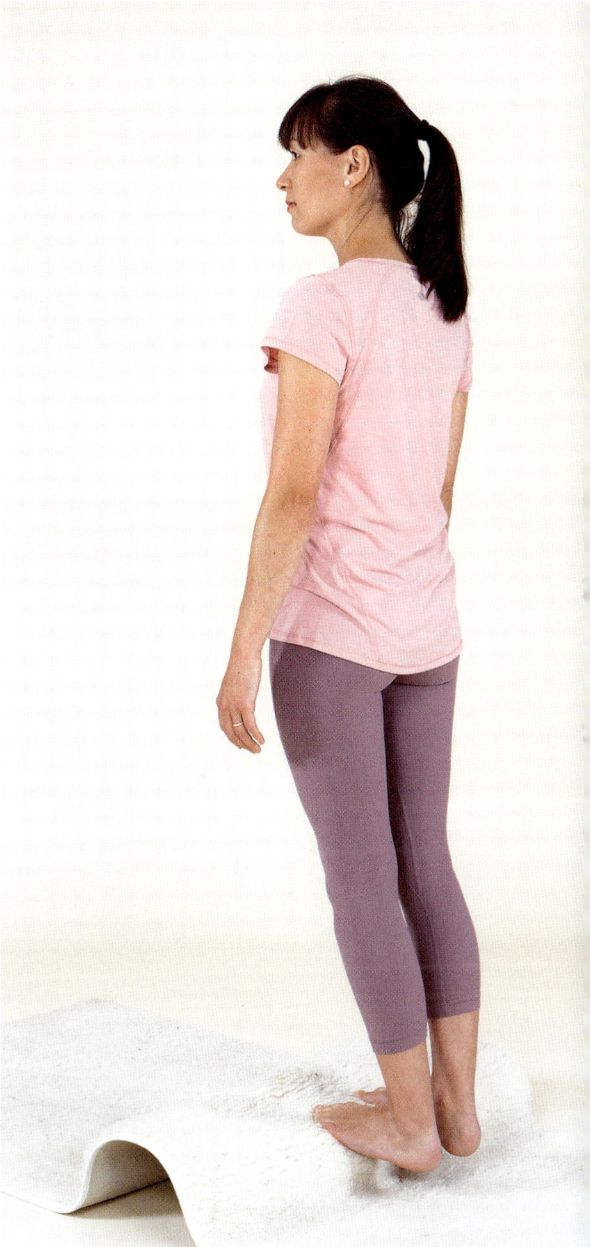

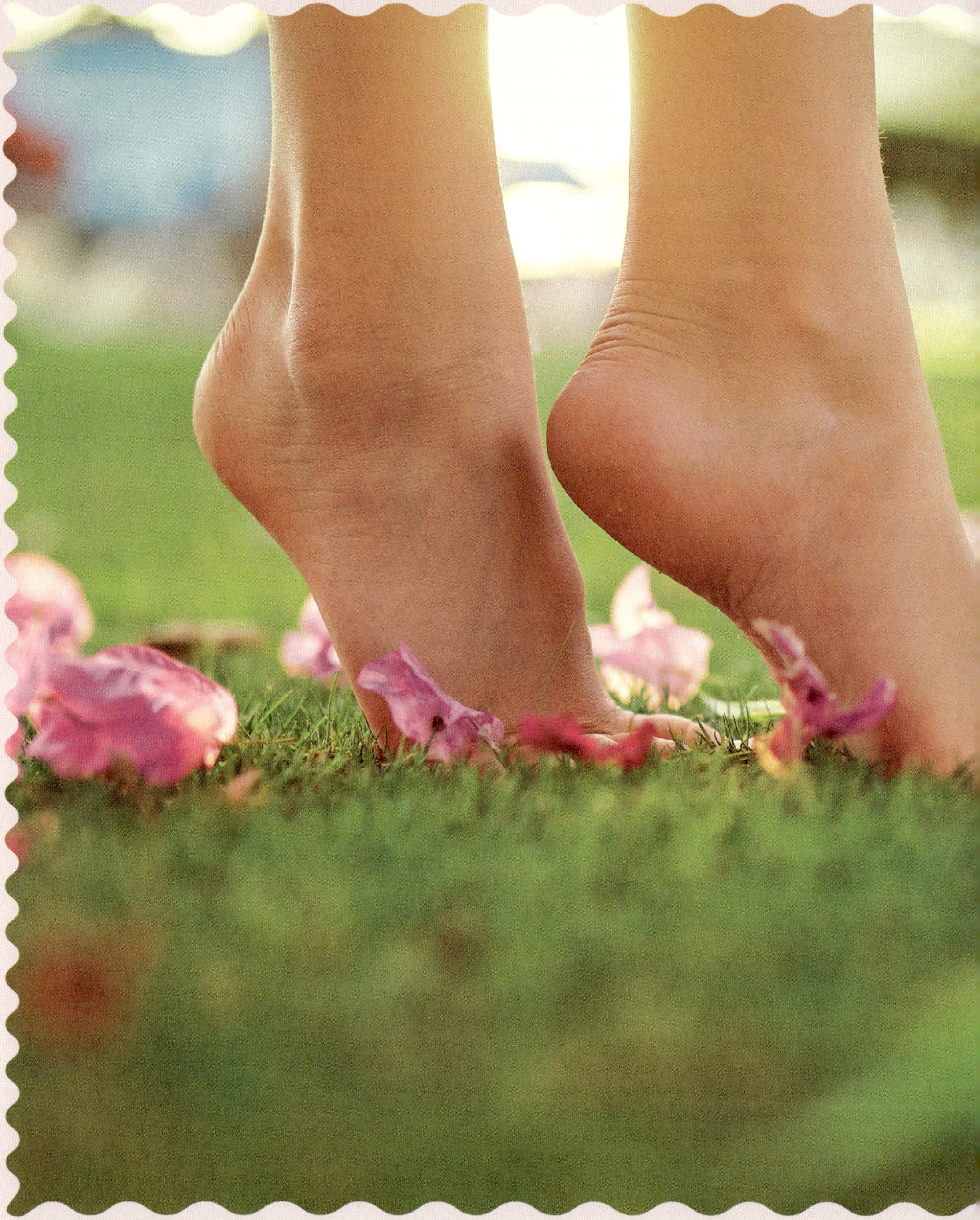

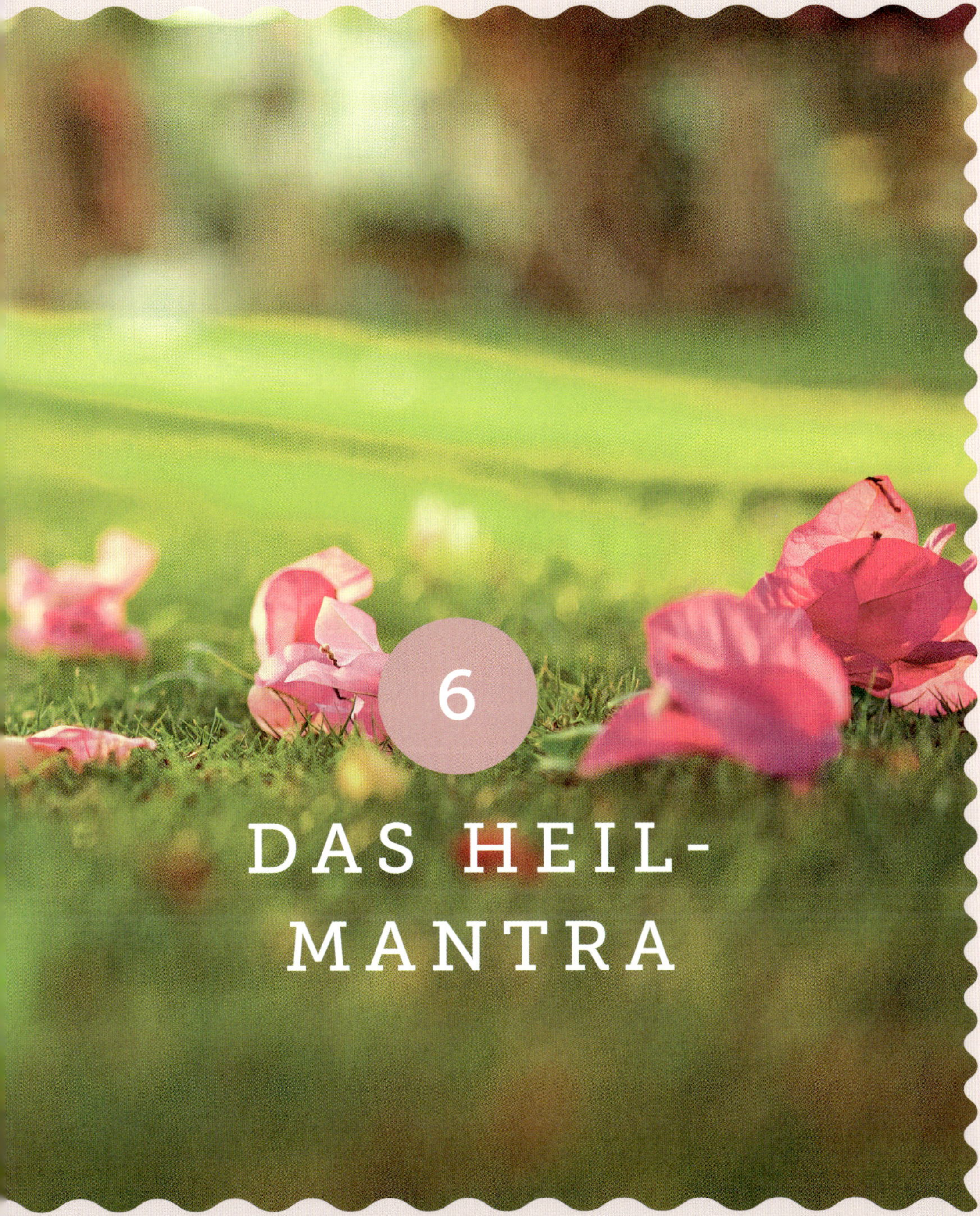

6

DAS HEIL-MANTRA

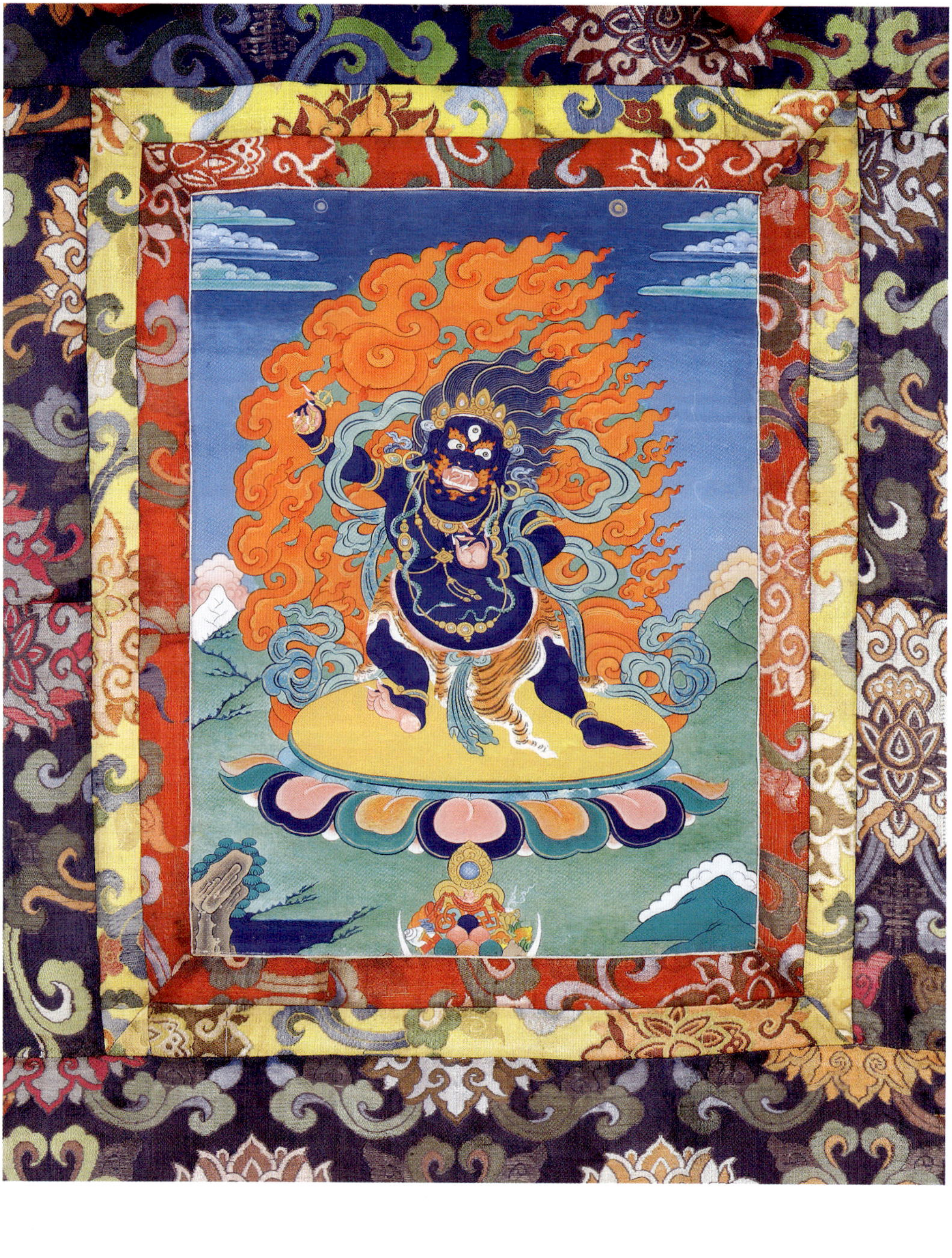

Das Heilmantra

Unsere Stimme ist Klang, Klang ist Schwingung, und Schwingung kann Stimmungen verändern. Deshalb empfehle ich in allen meinen Büchern immer ein Heilmantra. Es ist für mich wie ein Schnellzug zur Heilung und kann immer und überall gesprochen oder gedacht werden. Wenn Sie es oft rezitieren, kann es sogar im Traum wirksam werden.

In der tibetischen buddhistischen Tradition wurden die Klänge von Mantras jahrtausendelang erforscht. Auch im Hinduismus sind Mantras weit verbreitet. Bei uns im Christentum kommen die gregorianischen Gesänge mit ihren ähnlichen Klängen den Mantras am nächsten.

Für dieses »FußHeilbuch« habe ich die Kurzform des Vajrapani-Mantras ausgewählt. Vajrapani ist einer der acht großen Bodhisattvas des Mahayana-Buddhismus. Er ist der Halter der Geheimnisse und verkörpert die Tatkraft aller Buddhas. Seine kraftvolle Erscheinung begeistert mich täglich aufs Neue, und seine Frische, Energie und große Tatkraft begleiten mich schon über dreißig Jahre.

Sein Mantra lautet:

HUNG VA-DSRA P'A-T SOHA

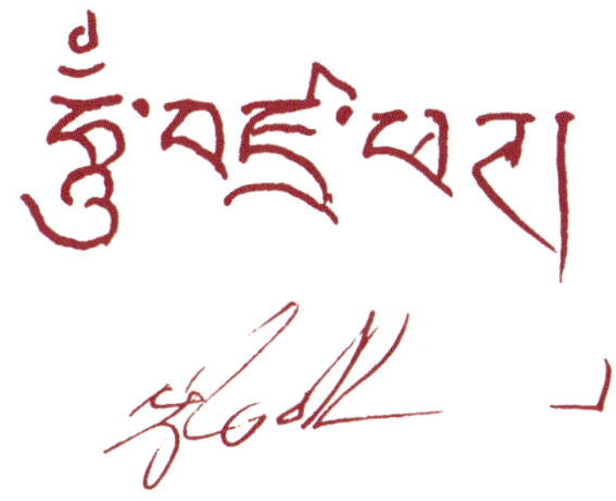

Wecken Sie in sich das Vertrauen in die Kraft dieser Töne. Wiederholen Sie sie so oft wie möglich. Ausschlaggebend sind Konzentration und Motivation. Wenn sich Geist und Herz vereinen, ist die Wirksamkeit am stärksten.

Dank

Ich danke meiner Lektorin Sabine Jaenicke sehr herzlich für ihre Geduld und Kreativität. Meiner Nichte Toko Jochum, dem Model dieses Buches, die trotz ihrer beiden Kinder und ihrer Arbeit als Apothekerin ihre Zeit zur Verfügung gestellt hat. Ihr gelten meine besondere Dankbarkeit und mein Respekt.

Dem Fotografen Frieder Müller-Seewald danke ich für die freundschaftliche Verbundenheit und seinen besonderen Blick für das Wesentliche.

Ich hatte das große Glück, vielen ausgezeichneten Lehrern zu begegnen. Allen voran der Heilerin Sree Chakravarti, meinen Atemlehrern Dr. med. Ludwig Schmitt und Prof. Dr. med. Volkmar Glaser, Senta und Hinrich Medau sowie Zhichang Li und Chungliang Al Huang.

Meinen tibetischen Freundinnen Jetsun Pema und Namlha Samden Taklha danke ich für ihre jahrzehntelange Begleitung.

Im Herzen verbunden bin ich SH Dalai Lama und SH Drikung Kyabgon Chetsang, der mir für dieses Buch das Vajiapani-Mantra persönlich gewidmet, geschrieben und geschenkt hat.

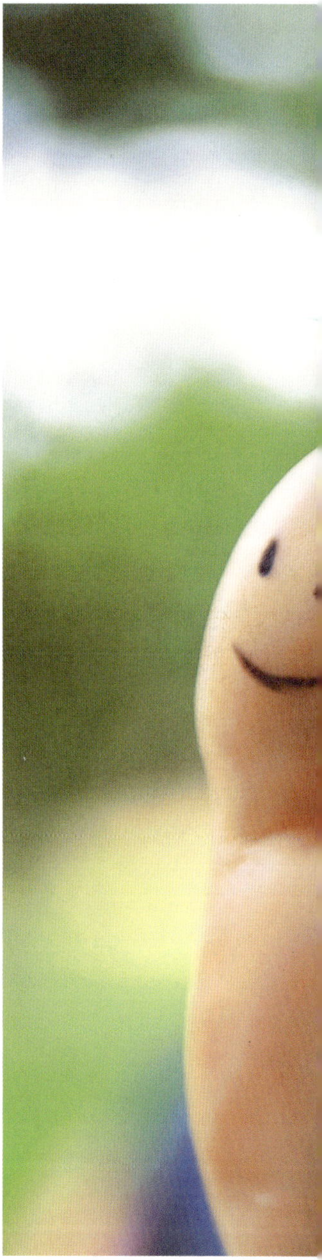

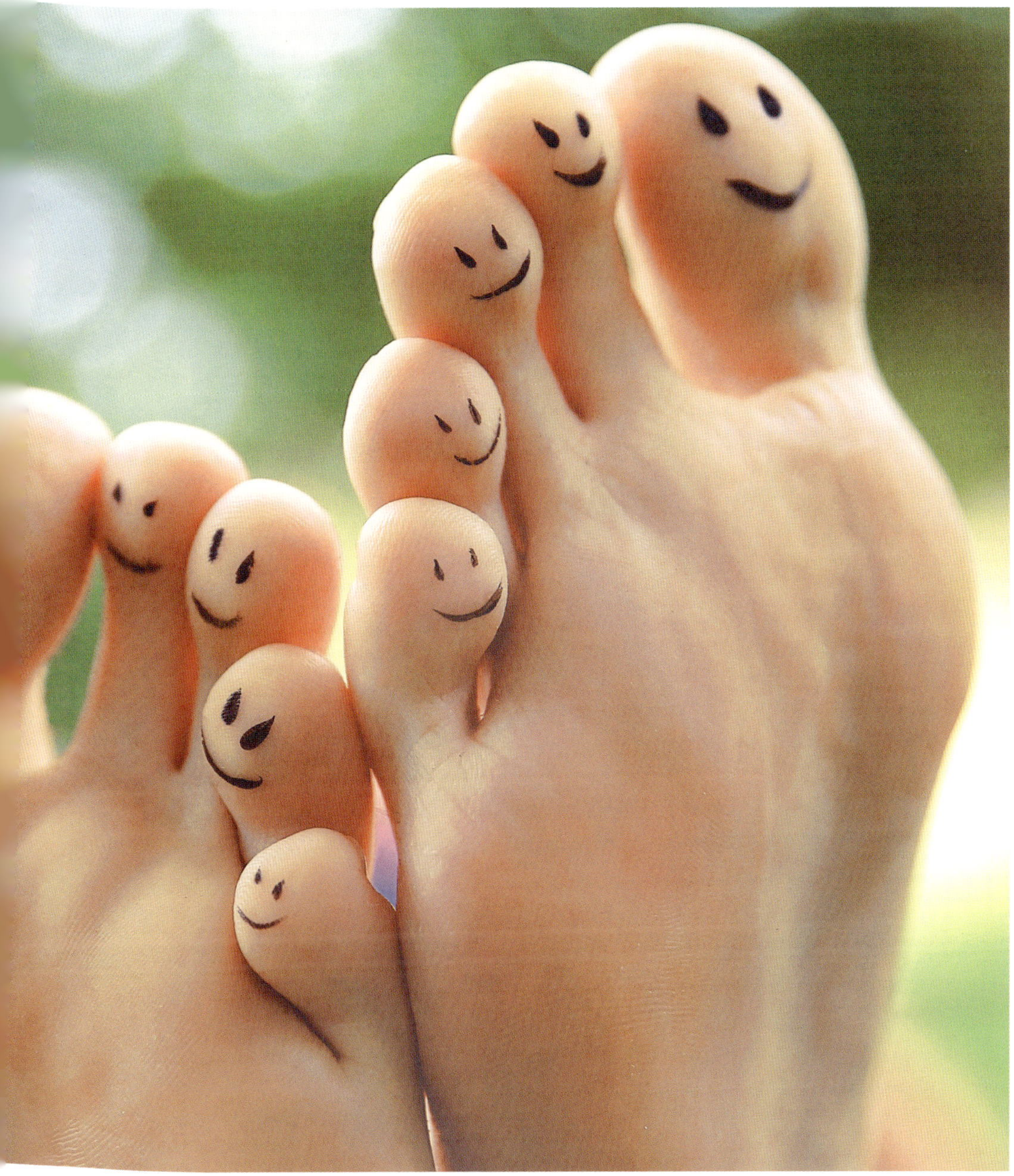